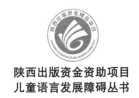

陕西出版资金资助项目
儿童语言发展障碍丛书

儿童语音障碍治疗家庭读本

编 著 马思维

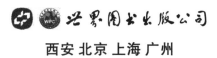

西安 北京 上海 广州

图书在版编目(CIP)数据

儿童语音障碍治疗家庭读本/马思维编著. ——西安：世界图书出版西安有限公司,2019.9(2021.5 重印)
(儿童语言发展障碍丛书)
ISBN 978-7-5192-2253-6

Ⅰ. ①儿… Ⅱ. ①马… Ⅲ. ①儿童—语言发育—研究 Ⅳ. ①G762

中国版本图书馆 CIP 数据核字(2018)第 260534 号

书　　名	**儿童语音障碍治疗家庭读本** ERTONG YUYIN ZHANGAI ZHILIAO JIATING DUBEN
编　　著	马思维
责任编辑	马元怡
装帧设计	新纪元文化传播
出版发行	世界图书出版西安有限公司
地　　址	西安市锦业路 1 号都市之门 C 座
邮　　编	710065
电　　话	029-87214941　029-87233647(市场营销部) 029-87234767(总编室)
经　　销	全国各地新华书店
印　　刷	西安华新彩印有限责任公司
开　　本	787mm×1092mm　1/16
印　　张	12.75
字　　数	260 千字
版次印次	2019 年 9 月第 1 版　2021 年 5 月第 3 次印刷
国际书号	ISBN 978-7-5192-2253-6
定　　价	108.00 元

医学投稿　xastyx@163.com ‖ 029-87279745　029-87284035

☆如有印装错误，请寄回本公司更换☆

序

如果说,大学时代担任美国微笑列车国际会议志愿者是我毅然选择唇腭裂外科的契机;那么,台湾言语语言病理学的学习,则是我从颌面外科专业训练向言语语言病理学跨越的关键性转折。从硕士期间因科研之需研读吴宗济的《实验语音学概要》为我敲开言语语言病理学的大门,到今天近万人次言语障碍个案评估治疗的历练都让我终身受益。

一节节言语治疗课堂的教学相长,早期干预家长工作坊从无到有不断地精进,腭裂言语语言治疗体系的更迭,国际国内学术会议讲台的历练,转瞬已15载的光阴。

15年的时光,志愿者的种子生根发芽、茁壮成长,当一次次走到祖国边疆为孩子们的康复尽一己之力时,他们的眼神、笑容和声音已成为我不断前行的原动力。

可是15年的时光中,1个唇腭裂孩子甚至还没有完成整个序列治疗。与孩子们的相处是世界上一项特殊的工作,与唇腭裂孩子的相处一定是特殊中的特殊。长期的相处,成就了我们彼此的成长,亦沉淀为我人生宝贵的财富。

这15年也是中国言语语言病理学加速度发展的15年,随着行业的进步,大众对它的认识也在改变。

刚刚开言语障碍门诊时,当我知道,一个说话不清的孩子已经被剪了三次舌系带,家长依旧还在质疑舌系带过短时;当我看到,一个说话不清的孩子和妈妈坐了一夜的火车赶来语言治疗却因劳累感冒无法上治疗课时;当我听到,因为自己多几句的询问和关心,家长真诚感谢的话语时……我深刻感受到多一点支持,多一点信心,多么重要。可是,以一己之力量,我又能做些什么?

5年前,好友白哥在一次唇腭裂公益活动中讲到:"医生,有时是治愈,常常是帮助,总是去安慰(美国特鲁多医生的墓志铭)。"一位非医疗志愿者的真情实感,让我触动和思考,在治愈之外,应该寻找到那个帮助和安慰的途径!

这个途径就是2014年9月专业科普公众号——听语亭的创办。几乎每个题目都因临床问题而生,因家长困惑而写,写作的过程常常需要查阅文献,翻看书籍,但这也成了我不断精进专业知识的机会。

转眼间5年过去,用时间积累了越来越多的文字,大众对言语语言病理学的认识也进步了不少。但言语障碍门诊家长的眼神依旧焦虑和不安,而临床工作的时间有限,我常常不得不送走满脸疑惑、欲言又止的家长……

整理成一本简单且实用的科普读物的想法应运而生。在本书的整个编辑过程中,资深医学出版人马元怡女士给予了大力的支持,这种支持不仅仅是提出如何将书更好地呈现给家长的专业编辑意见,更是坚定了我们向大众推广言语语言病理学科普的信念。

全人类每个地方大概5%~10%的人存在各类沟通挑战!每个人,从0~110岁都需要提升沟通能力!因为沟通能力关乎人类生活的品质!沟通问题的改善是医务人员和教育人员责无旁贷的义务!(本段引自美国圣地亚哥州立大学孔子学院院长刘丽蓉发言)

本书尽管经历多次梳理,相信仍有不尽人意之处,恳请业内同行师长批评指正,更希望家长朋友们能够向我们回馈读后感。让本书成为一个桥梁,为构筑孩子们更好的生活添砖加瓦。

目录

第一部分　语言门诊那些事——家长最关心的内容/1
　　舌系带过短和说话不清/1
　　舌系带过短的循证医学研究及美国儿童牙科协会的治疗指南/2
　　口腔医生遇上语言治疗师——再说舌系带的困惑/3
　　幼年说话不清楚长大就能说好吗?/4
　　口腔科医生遇上语言治疗师——"大舌头"找谁看?/5
　　我是不是来晚了?/6
　　孩子的问题多严重?/9

第二部分　语言门诊那些事——家长的疑问/11
　　慢节奏的语言门诊/11
　　语音语言评估的二三事/13
　　"评估"背后的故事/15
　　看懂语音门诊报告(1)/18
　　看懂语音门诊报告(2)/20
　　细说语言治疗如何做(1)/24
　　细说语言治疗如何做(2)/26
　　细说语言治疗如何做(3)/28
　　为什么从这个音开始?/30
　　与家长聊天也很重要/33
　　注意力与语言治疗的时间/35

从语言治疗室能看到的/37

语言治疗中的小误会——"语言治疗"不是"拼音教学"/40

语言治疗中的小误会——会说不是会用/41

/l/和/n/说不清（1）——舌系带当了替罪羊/42

/l/和/n/说不清（2）——有些事儿是命中注定/44

从不会说"哥哥"谈语音语言治疗是如何进行的/46

腺样体肥大与说话/48

说说孩子"晚说话"的事情/50

孩子晚说话时怎么办？/52

第三部分　家长如何当好孩子的第一位语言老师/54

趣说语言前期的发展/54

儿童语言发展历程/57

语言习得观点简单说/58

父母可以很好地促进孩子语言发展/61

形式和内容的统一绝不是说说而已/62

你先说得好，孩子才能说得好！（1）/64

你先说得好，孩子才能说得好！（2）/66

准备利于孩子实践语言的环境/68

环境准备好后做什么？/70

机不可失——论教孩子说话的时机问题/72

让孩子成为引导不是简单的技术活/74

您会听孩子讲话吗？——学习语言治疗师说话（1）/76

您会听孩子讲话吗？——学习语言治疗师说话（2）/78

您会听孩子讲话吗？——学习语言治疗师说话（3）/79

语言治疗中听觉理解力的培养/81

他不想学了怎么办？/83

语言治疗课前必读：限制设置（1）/85

语言治疗课前必读：限制设置（2）/88

如何看到孩子们的好？/91

绘本与亲子共读/93

亲子共读绘本的选择和使用 /96

为读写所做的准备 /98

第四部分　腭裂语音早期干预 /101

腭裂带来哪些不同？ /101

说说腭裂治疗中的时间 /104

语音治疗师也说术前正畸治疗 /106

不可忽视的腭隐裂 /108

缺陷与生长发育 /110

你不知道的故事——腭裂婴幼儿语音语言发展 /112

腭裂婴幼儿手术时和手术后的语音语言发展 /114

腭裂术后孩子会叫"爸爸"吗？ /116

再谈他不会叫"爸爸" /118

腭裂词汇发展的问题 /120

腭裂术前父母可以做什么？——语言前期干预策略 /122

腭裂术后父母的观察意识 /125

腭裂术后如何保证家庭互动的可持续性 /126

腭裂术后促进幼儿语音语言发展的家庭互动技巧（1）——解释说明 /128

腭裂术后促进幼儿语音语言发展的家庭互动技巧（2）——评论与平行描述 /130

腭裂术后孩子说错时父母怎么做？ /132

腭裂儿童语音语言发展早期干预的重点清单 /133

腭裂幼儿语音语言发展的早期干预 /135

第五部分　腭裂给孩子带来哪些不同？ /140

认识腭咽功能 /140

谁帮我们检查腭咽闭合功能？ /142

为什么要判听鼻音？ /144

我们是如何判听"鼻音"的？ /145

孩子的小伙伴和我们听到的一样吗？ /146

鼻漏气的判别：从"听"到"看" /147

一根长镜子找毛毛虫的故事——鼻咽纤维镜检查的配合/149

腭裂孩子们的后置构音/151

腭裂孩子后置构音的原因与治疗原则/152

听力的事儿绝不能忽视/154

当检查孩子听力的时候/157

腭裂孩子为什么容易嗓子哑？/159

软腭肌肉可以锻炼吗？/161

为什么要锻炼软腭肌肉？/162

持续正压通气锻炼软腭肌肉/163

持续正压通气治疗的临床运用/165

腭裂患者假期语音复诊治疗指南/167

第六部分 口吃专题/169

平衡与口吃治疗/169

儿童口吃的孰是孰非/172

儿童口吃治疗策略/174

第七部分 和治疗师学语音知识/179

从汉语拼音字母表说起——什么是发音位置？/179

从汉语拼音字母表说起——送气音/180

从汉语拼音字母表说起——卷舌音的困惑/181

从汉语拼音字母表说起——如何学会卷舌音？/183

从汉语拼音字母表说起舌根音——总是叫不清的"哥哥"/185

第八部分 语言治疗故事/188

我的圣诞礼物——一封腭裂患儿妈妈的来信/188

家长的信任和坚持是成功的第一步/190

和我们一起走过的岁月/192

一位腭裂患者的语言治疗经历/193

推荐阅读/196

第一部分

语言门诊那些事——家长最关心的内容

舌系带过短和说话不清

舌系带过短是医学诊断名词，民间常说"袢舌"，是指将舌头伸出口外时，舌尖不是圆弧形或是尖圆形，而是呈"M"形。

我们都知道，说话时舌头有非常重要的作用。当有东西"牵绊了"舌头的运动，就会影响说话；反过来，如果"咬字不清""说话不清"，人们就自然会想到是不是舌头被"牵绊"住了？是不是舌系带过短导致了说话不清？所以，直到现在，大部分人都认为"过短的舌系带"是"咬字不清"的主要原因。

在临床工作中和生活中，可以看到这样的两类人：一类是他们的舌系带确实符合"舌系带过短"的诊断，但是无论是他们自己还是周围的人，都表示他们说话没有问题；还有一类人，周围的人和他们自己都反映他说话有问题，但是经过医生的检查，他们的舌系带正常。这两类人群的存在说明了舌系带并不是像人们认为的那样是说话不清的唯一因素。

到底是什么导致说话不清呢？

其实这个问题涉及一个学科，那就是言语语言病理学。这一学科是学习言语科学、声学、语音学等多个学科的联合。

舌系带过短的循证医学研究及美国儿童牙科协会的治疗指南

2010年，Hisham Merdad 等在《牙科循证医学杂志》（*Journal of Evidence-Based Dental Practice*）发表了一篇基于 Medline 数据库中以"舌系带过短、舌系带矫正手术"为关键词进行文献检索的文献分析研究。该研究一共检出 157 篇相关文献，涉及英语、德语、法语、意大利语、西班牙语等 5 种语系。文献检索年代自 1966 年至 2008 年 6 月。文献研究的主要关注点为舌系带过短的分类、病因学、遗传学、舌系带过短带来的相关问题、舌系带过短的治疗以及术后并发症。

文献分析研究结果如下：舌系带的发病率为 0.1%～4.8%。舌系带过短的确切病因仍然未知，只有少量的研究提示舌系带过短可能存在遗传倾向。母乳喂养问题，舌部运动问题以及发音障碍是伴随舌系带过短的相关问题，在进行舌系带过短矫正术后，以上问题可以得到改善。舌系带过短的手术治疗方案包括：系带切开术、系带切断术及系带成形术。由于缺乏合理设计的临床随机对照研究，不同手术方法以及不进行手术治疗的疗效尚未得到验证。

由于临床随机对照研究的欠缺，也尚未得到婴儿时期舌系带过短的有据可依的临床治疗程序。而在成年人中，也没有证据证明手术治疗能够改善其发音。也没有证据证明，舌系带过短可以引起咬合异常以及牙龈萎缩。

目前的舌系带过短问题通常会被介绍到牙科专科医生那里，由于患儿可能存在的功能问题以及患者的年龄因素，常常是全科口腔医生、儿童口腔科医生，正畸医生、儿科医生接诊这样的患者。研究中显示，儿童口腔科医接诊的患儿较多，这也就提示轻度的舌系带过短的问题随着年龄的增长可以解决。问题的关键落在了到底什么时候进行治疗。

美国儿童牙科协会（American Academy of Pediatric Dentistry，AAPD）的指南提示：建议给出现母乳喂养障碍的儿童进行舌系带的成型手术。对于舌系带问题引起的其他功能障碍，指南建议进行个体化的治疗。手术的治疗应该是在获得了相关专科意见之后再进行。例如：如果存在构音障碍（咬字不清），手术应该在语言治疗师的评估之后进行；如果存在𬌗问题（牙齿不齐问题），手术治疗应该在正畸医师的评估之后进行。综上所述，美国儿童牙科协会推荐的舌系带过短的治疗意见为：舌系带的治疗应该遵循个体化（case-by-case）的治疗原则，而这一原则也同样适用于出现母乳喂养障碍的婴儿。

口腔医生遇上语言治疗师
——再说舌系带的困惑

几乎每一个来到语言治疗室的家长——无论孩子是否伴有其他的问题和障碍——都会问：是不是孩子的舌头有问题，是不是舌头下面的筋牵着呢？把下面的筋剪一下吧，我们院子的孩子剪过之后，说话就清楚了！

首先大家都寄希望于通过一种简单的方法来快捷解决复杂的问题，其次他人的生活经验更是让这种看似合理的推断让人确信不疑。

舌系带问题几乎是语言门诊里的第一大误区，在多年的门诊时间里，甚至是每天都会遇到这样的问题，家长的疑惑并没有错，大家的生活经验也是真真切切……

问题在哪里？真相是什么？让我们再次走入"舌系带"的困惑！

以前，我是一名口腔颌面外科医生的时候，门诊上经常会遇到"要求剪舌系带"的家长，检查后其实很多小朋友并没有舌系带过短的问题，甚至有些不符合诊断标准的孩子的家长执意要剪。那时候我刚毕业，和家长谈话的技巧也很欠缺，也没有系统学习过言语语言病理学，甚至好几次还陷入了尴尬的局面……

现在，热情又亲切的护士长经常会向家长解释："舌系带没有问题，说话的问题让马大夫看看！"每当此时，我都会说："是不是孩子有说话不清楚的地方呢？我们先做一下语音评估吧？"这样就进入我们的常规流程。整个过程下来，那些执意要剪舌系带的家长也不那么执着了……

无论过去还是现在,"要求剪舌系带"的家长很多是因为小朋友有咬字不清或是担心孩子长大以后咬字不清,所以才会找口腔外科医生"剪舌系带"。

实际上,循证医学(通俗讲就是医学问题需要用证据说话)目前的研究结果证明咬字不清和舌系带过短之间没有必然的联系,这是和老百姓的普遍观念不符合的。美国儿童牙科协会的指南指出:如果出生时过短的系带影响母乳喂养,或是乳牙生长时反复发生系带溃疡,此时才需要"剪舌系带",存在舌系带过短应该实施个体化治疗。

而关于"说话是否清楚"的问题则涉及另一个学科——言语语言病理学。从事言语语言病理学的医生我们通常称他们为言语语言治疗师。小朋友说话不清与口腔结构的完整与否、语音语言的发展程度、听觉、认知等因素相关。

幼年说话不清楚长大就能说好吗?

如果非要把语音门诊家长的问题排个序,"长大就能说好吗?"一定是榜上有名。家长常常纠结:"我觉得孩子说话有问题,老人都说长大就好了,可是发现长大了一些还是老样子,是不是还要再长大一些呢?"

"长大后就能把话说好"也是出自老百姓的经验总结。大家都有这样的体会和认识,小婴儿刚生下来是不会说话的,随着年龄的增长,慢慢地会说一个字,然后是词语、简单的句子,最后是复杂的句子,而且他们知道的词汇也越来越多了。在这个过程中,有的小朋友开始说的不清,后来说清了;有的小朋友开始说话的时间早,有的小朋友开始说话的时间晚,但是不管早晚,大部分小朋友一般在上学前都能把话说清楚,会讲小故事。其实这样的一个过程就是语音语言的发展过程。语音的发展和小朋友的生长发育是一样的,都需要一个过程。"长大后就能把话说好"的认识是正确的,只是,它并不适合所有的情况。

在语音发展中,小朋友并不是同时能够发出所有的音,而是不同的音"会说(出现)"和"掌握(习得)"的时间不同。在这个过程中,小朋友语音学习中的"错误"称之为"历程",可是错误一般只出现一段时间,随着发展,错误会被抑制，接下来就是正确的音的"出现"并"习得"。其实这就是"老百姓"所说的"长大就能说好"的专业解释。

可是，说到这里，家长可能会更关注：长到多大？哪些音能说好？还有，会不会有一部分小朋友，他们的错误一直存在，成了"长大了还没有说好"的那部分孩子？

是的，这就是专业人员存在原因了。"长到多大？哪些音能说好？"是语音发展问题，"长大了还没有说好"的最大可能是语音障碍问题，这些需要专业的言语语言治疗师来诊断。

口腔科医生遇上语言治疗师——"大舌头"找谁看？

老百姓会把一些人的说话不清楚比作"大舌头"，时间久了，说话不清的人也就真认为自己是舌头长得比别人大，来找口腔外科医生解决"舌头大"的问题，经口腔外科医生详细检查后，以"未见异常"告知患者，患者还常常心有不甘……

其实这是一个很有意思的命题。首先，为什么大家会都认为那些说话不清的人就是"舌头大"呢？而且观点一致，流传至今。其次，为什么发音错误的人，确实怀疑"自己舌头变大了"呢？

那是因为这些说话不清的人，他们的声音听起来感觉真的就好像是舌头变大似的，正是基于人的主观辨听，这个说法才会被大众认可。发音错误的人，确实怀疑"自己舌头变大了"，因为他们发音时真切地感受到舌头不灵活，伸不出来，堵在后面等等。感受是真实的！所以自然认为"大家"的观点正确！后来，这个说法久久流传，只要是说话不清楚，也不管那么多了，都常常冠以坊间名词"大舌头"！

其实大多数情况下，"大舌头"是一种构音错误给人的听觉感受，实际情况是这些人发生了后置构音错误。说通俗些就是发音的时候本该是舌头前部工作，结果是由舌头的中后部向上隆起代替了前部的发音动作，由于构音位置变化，大家听起来当然就像多了什么东西似的。究其原因，大部分情况下，是他们在学习说话规则的时候，出了些问题，没有学会舌头前面运动发音的那个规则，反而用舌头后面的规则代替了！

我是不是来晚了？

如果门诊有足够长时间，相信家长一定会从头问到尾……

家长会说：
孩子现在可以做评估吗？
我是不是给孩子评估晚了？
孩子严重吗？
是不是只有我家孩子这样呀？
是什么原因呢？
孩子是哪一类的？
孩子能好吗？
我在家怎么教呀？
我先教他什么呢？

以前，认为这些问题具有文化特色，属于中国家长的常见问题。在 Carolin Brotvn 所著的《儿童语音障碍》一书中提到问题，与我们临床中看到的如出一辙！可见，天下父母都是一样的！

多晚，才算晚呢？多早，才叫早呢？在家长心中，对于"早晚问题"的纠结，且不说是不是真的早和晚，其实很多时候反应的是他们焦虑的心态。焦虑孩子的现状——现在没办法和幼儿园的孩子沟通；焦虑孩子的未来——以后怎么上小学、中学；焦虑自身是否尽到了责任。尤其是妈妈会想：我是不是应该更早带孩子来就诊呢？焦虑来自对现状的无法把握，来自对未来的不堪设想，来自对"说话不清"的"未知"以及欠缺意识。

在学术上，在早晚对比的概念里，包含了"正常发展"这一参照。很多的研究都致力于语音语言正常发展规律的研究，并用时间点和里程碑的方式表示这一规律。如果孩子在时间点上，并没有表现出与里程碑相同的发展水平，仅表现出更早期的里程碑水平，提示孩子可能在语音语言发展中存在风险、迟缓甚至障碍。因此，对正常发展足够清楚的认识是了解"异常"的基础，也是辨识早晚的关键！

是不是来晚了呢？按照客观实际，确实存在两类情况。一类，没有晚。此时，家长的担心和焦虑得以缓解，"把损失控制在最小的"的掌控感油然而生。另一类，晚了。此时，家长情绪不佳，懊悔自责。

可是，受到"长大就能说好"的观念的影响，临床上，我们看到很多发音不清孩子的家长被动等待，来就诊时，孩子确实已经错过最好的干预年龄！此时，我们常常不会正面回答家长关于"早晚"的问题，而是从着眼当下、放眼未来的角度，告知家长我们现在可以做什么，将来可以达到什么目标。因为，"晚"已是既成事实，对于家长担心的问题予以肯定和讨论，常常会加重家长的不良情绪，无益于现状的改观。

只有避免"晚"的发生，才无须面对错失的懊恼！避免"晚"的发生，同样，需要了解正常发展。有很多的关于语音、语言、游戏、运动、认识等正常发展里程碑的研究。

1/2 岁
会说"一半"的话，指孩子只能发出咿咿呀呀的声音，尚不能发出有意义的声音。

1 岁
说出"第1个"字/词

能够完成1步指令

用1个手指指东西

会爬着去够1样东西

1 岁半
能说10个字或词

使用很多的手势去沟通

理解常见物品的功能

2岁

能说50个单词

能说2词句（短语）

语音中有50%的内容能被理解

能够完成2步指令

能够命名图画书中至少2个物品

3岁

能说3~5个字或词组成的句子

能够听懂3步指令

语音中有75%的内容能被理解

知道以下3件事物：自己的名字、性别和年龄

4岁

能够进行对话

尽管可能存在发音不准，但是语音中的全部内容能够被理解

能够认识4种颜色

5岁

能够进行简单的讲述

知道以下5种信息：一些数字、形状、家庭地址、简单的字或是拼音、自己的名字。

家长可用上述标准判断孩子语音语言发展水平，对孩子有合理的期待，提高对孩子语音、语言发展观察的意识。如果发现问题，及早就诊。

在孩子的问题上，在语音语言的问题上，我们还是提倡"预防为主"！如果发现自己真的晚了，也不必懊恼！有句话说得好："觉得为时已晚的时候，恰恰是最早的时候。"

因为，很多时候，"意识"和"行动力"才是决定因素！了解和学习"正常发展里程碑"，用早发现、早诊断、早治疗的眼光看待孩子的发展问题，不正是良好意识的体现吗？

孩子的问题多严重？

肿瘤的严重程度，常提示疾病的结局和患者的预后；感冒的严重程度，常提示可能的并发症和痊愈的时间；创伤的严重程度，常提示修复的复杂程度及外形与功能恢复的程度。语音评估结束后，很多家长，用自己丰富的就医经验，带着对常规疾病的认知，怯怯地询问："我的孩子严重吗？"

用对常见疾病"严重度"的理解去解读孩子的语音问题，常常会引起诸如"我是不是来晚了？"的焦虑情绪。不仅如此，还会将家长的注意力转移到与其他孩子比较上面。我们常常可以看到，候诊区等待的家长早已互相讨论，你轻我重的问题……

在大众的观念里，严重度就是可恢复度；在大众的判听里，听不懂的地方越多就意味着更严重。但是，在我们的认识里，严重度是数据，是科学研究的必备；在我们的学习中，严重度是公式，是临床决策的需要；在我们的经验里，严重度和治疗效果并不完全成正比。即使患者的严重度数据不同，但从结果来看，可能会具有相同的治疗周期和难度。因此，换个角度重新认识严重度还是很有必要！

抛弃惯性思维，投入正能量

从治疗的角度，确定严重程度的目的在于预期和判断在孩子语音语言的改善上和需要投入多少资源。

资源简单来讲就是治疗师和家长需要对于孩子语音语言问题的投入。这包括语言治疗师预计需要花费多少治疗时间，家长在家中需要花费多少心思来管理。例如对语言治疗本身的了解程度、对语言治疗课的观察能力、有效练习的次数、对孩子新技能使用的监督能力；家长需要腾出多少时间陪伴上课、陪伴练习、陪伴等待……

如果因为严重度使家长朋友们投入了更多的资源、更加重视，那么孩子有可能会获得巨大的进步……有时你会发现，一起来的那个比自家说话听起来还清楚的孩子可能还在上治疗课，你的孩子可能已经快乐毕业了！

在任何资源都是有限的前提下，严重程度代表着家长朋友们需要更多重视、更多参与、更多投入时，相信你的能量已经积极转向"重视、参与、投入"中，你定会舍弃"担心、焦虑、比较"不良情绪，以避免占用更多精力。

这些年，我看到是：那些亲历亲为的家长朋友们，那些克服时空差距不远千里暂住西安的家长朋友们，那些仔细书写笔记的家长朋友们；那些认真实践家庭作业的家长朋友们……他们的孩子们拥有快速、喜人的进步！

家长朋友们，请您尝试使用这样的思维方式看待"严重"与否，相信您得到的一定是孩子成长的惊喜！

语音障碍严重度的学术观点

目前，确定语音障碍（speech sound disorder，SSD）的严重程度并没有最好的评价方法。但是，在学术上，一方面需要定量的结果进行比较；另一方面，是出于对资源最大化利用的考虑。因为作为国家、治疗师都会面对资源有限的现状，尤其是言语语言治疗师短缺这一现实问题。此时，严重度判定就具有意义。资源有限的情况下，必须考虑最大化利用现有资源治疗，在情况允许时，有些孩子可以稍做等待，治疗师的资源将优先投入到更需要治疗的孩子身上。

在学术研究文献中，常用辅音正确率（percent correct consonants，PCC）来表达 SSD 的严重程度。PCC 早在 1982 年由 Shriberg 和 Kwiatkowski 提出。PCC 计算方法为，统计 5～10 分钟自然连续对话中辅音正确发音的个数与总辅音个数之比。且该方法适用于 4 岁到 8 岁半的儿童。他们认为 PCC 低于 50% 为重度；50%～65% 为中重度；65%～85% 为轻度到中度；高于 85% 为轻度。

思维说：

"未来不迎，当下不杂，既往不恋"是北京语言大学田鸿教授经常向家长朋友们传递地面对孩子言语语言障碍时应持有的心态！

这让我想起，丰子恺先生的一句话："不乱于心，不困于情，不畏将来，不念过去，如此，安好。"古往今来，这样的生活态度是我们每一个人都应修炼的！

面对孩子的说话不清这件人生大事，做到"每逢大事有静气"实属不易！但是，请家长朋友们相信，面对孩子的问题，除了寻求专业帮助，更需具备这样的生活智慧，理智地活在当下，并付出自身的努力，定会安好！

第二部分

语言门诊那些事——家长的疑问

慢节奏的语言门诊

"大夫,我给你说,我家孩子有个别几个音发不清楚。他发不清楚的音主要有汽车、蜘蛛……"家长说罢,赶紧把孩子拉过来,边拉边说,"儿子,张开嘴,让阿姨看看!"这时的小朋友,满脸疑惑,眼神恐惧,眼泪就在眼圈打转,怯生生地躲在妈妈的后面不敢向前……

"快节奏"的诊疗过程,催生了很多积极主动的家长,他们想在第一时间全面又准确的告知医生孩子的现状,语言治疗门诊中的小朋友占大多数,经历了"儿科门诊"的锤炼,不少家长对现病史、既往史的总结能力已经不亚于医生了,可是,今天如果您站在语言门诊的房间里,请您先稍微等一下,把时间给我和孩子,让我们从孩子先说开始……

语音评估是语言门诊的重要检查内容,语音评估就像抽血化验一样,是一种检查,只是这种检查的内容和形式与家长理解和认识到的传统的实验室检查有很多的差别。语音评估的目标物是"声音",是存在"咬字不清"孩子的"声音",因此我们都得先从孩子"声音"开始。

"家长先说"可能存在的问题一：反映问题不全面

家长通常只着眼于孩子常用词语的错误，并不能全面反应孩子的语音问题；比如家长会举例说孩子会把"哥哥"说成"的的"，把"姑姑"说成"嘟嘟"，其实这是一类问题。

语言门诊中，更需要我们通过专业研究和设计的评估工具的评估，全面分析诊断孩子"发音"错误。

"家长先说"可能存在的问题二：判听有错误

有不少家长都会在评估前告诉我，孩子是"z, c, s 和 zh, ch, sh"发音不清。但实际情况却和家长的描述大相径庭。因为这两组音的互相替代问题属于语音发展中的常见问题，大多数孩子随着语音发展可以自己改善和稳定（专业上称之为音韵历程的结束），很多孩子在语言发展过程中都可能经历这一过程，所以部分家长会常规地认为自己的孩子也是这个问题。家长只是做了常规的推断，因为家长通常能够理解孩子的发音，所以用对孩子语音的理解代替了对孩子语音清晰的判听，而实际情况是发生率高并不代表每一个孩子都存在这个问题，特别是能够来语音门诊就诊的孩子很多时候都存在其他的发音问题，影响沟通才有了就诊的需求。

"家长先说"可能存在的问题三：情绪焦虑

很多家长都反映，在家已经教了很长时间了，眼看要上大班了，也懂事了，担心说话不清伤了孩子的自尊心，担心大班学拼音时跟不上。来医院时，心情难免着急和焦虑，一方面担心会不会存在器官结构问题，所以才会出现一见医生就要求小朋友张口的命令；另一方面对语音语言的事情知之甚少，对这个问题非常没有底气。

<u>解决方案</u>

悄悄告诉家长，让我们来缓解孩子的紧张情绪（毕竟我们的语音治疗都是在医院里，我们都还穿着白色工作服，小朋友一般见了都会紧张），然后开始语音评估；快乐的语音评估结束后，我们会详细向您询问相关的病史和孩

子的表现。

希望更多的家长了解语音门诊的特殊性和我们要做的事情。所以请您先稍微等一下，把时间给我和孩子，我们从孩子先说开始……

语音语言评估的二三事

"医生，孩子咬字不清楚，你先大概看看！来给阿姨说两句话！"这是一句很多来门诊的家长都说过的话！其实很多家长并不太明白为什么要给孩子做那么久的语音评估……

如何看待评估？

评估是假设验证的过程

临床治疗师在对个案最初观察以及获得父母和老师信息的基础上，形成关于孩子优劣势的假设。通过该假设，临床治疗师预设评估计划，实施评估，并根据评估结果修正评估计划。最终，能够对孩子在语音语言及沟通上的优缺点、干预或教育的需求形成大量的描述，从而有助于未来的干预和教育。

治疗师不能单独做出评估结论

语言治疗师也仅仅是治疗团队中的一员。尽管语言治疗师是语音语言问题治疗的关键性人物，但与耳鼻喉科医生、听力师、儿科医生、心理学家、神经内科专家、家长、特殊教育者等都是治疗团队中的一员。每位成员对于孩子的优劣势都有自己独特的和专业的视角。评估需要收集汇总所有信息。

评估前或评估时需要收集基本信息

通常使用两种方法了解孩子的基本状况。

• 父母自己填写问卷

优点：节约时间，家长可以提前填好。

缺点：并不一定能反应出家长最担心的问题。

- 父母访谈

优点：访谈动态过程中，能较精确地了解家长担心的事情。

缺点：耗时较长。

我们将结合两种方式收集孩子的个人史、既往史以及与语音问题相关的行为、社会技能和学习能力等。

评估什么？

具体到每个孩子，评估的内容来源于治疗师对孩子在评估假设中形成的评估计划。以下列出可能包含的内容。

- 语言的主体

语言形式（form）：包括语音准确与否，能否正确使用；词语形式；句子形式。

语言内容（content）：即意义、词汇知识、表达和理解概念的能力等。

语言使用（pragmatics）：语言的使用能力，如：谈话的缘由，轮替能力，话题保持及转移能力，谈话技巧等。

- 语言的形态，包括理解和表达两个方面。

家长需要认识这几个方面：不同环境（熟悉的环境和不熟悉）对于儿童理解能力有影响——家长反应"在家都能听懂"。孩子在理解测试中回答正确，说明孩子理解；孩子在理解测试中回答错误，不能推断他不理解，不理解只是回答错误的原因之一。

以上内容可由经严格设计的标准化的评估工具、非标准化的评估工具、观察记录等获得。当然，个案评估时不可能做到所有，需结合孩子特征选择评估方式。

- 语言相关领域的评估

听力检查不可缺少。没有一个语言评估是在没有听力检查情况下完成的。

口腔运动能力评估：评估是否存在实质性的器官结构问题而影响口语能力。检查包括口腔颌面部检查（唇腭裂患者重点检查项目）、口内检查（唇腭裂患者重点检查项目）、腭咽功能及共鸣评估（唇腭裂患者重点检查项目）、自主口腔运动能力评估、口腔轮替运动能力评估、呼吸功能及嗓音评估（唇腭裂患者重点检查项目）。

注意：在欧美语言病理学的教科书中，语言治疗师被认为是唯一能评估口腔机能的专业人士。

非言语认知能力——不可忽视。尽管，语言治疗师不适合做智力（IQ）的评估，但需具备评估该方面能力的意识。家长需积极提供既往的评估结果。

社会功能——需要了解。了解父母与孩子的互动模式；了解孩子沟通能力缺陷对其日常生活的影响；了解孩子的情绪和行为。这是让家长切身体会到自己是帮助孩子恢复的重要成员，如果家长能积极参与到干预治疗中，我们可以设定更广泛的目标。

评估获得什么？

建立基线功能：孩子在不同环境下，存在哪些困难，在哪些方面功能较好？

建立干预目标：以正常儿童发展水平为参照，建立干预目标。

动态评估：评估干预带来的变化。需要贯穿整个干预过程。评估是否达到干预目标、并反馈干预方法、教具使用；评估是否停止干预（治疗）等。

"评估"背后的故事

评估不仅仅是《语音语言评估的二三事》中所讲内容。家长是否留心，我们还询问孩子幼儿园及家庭中的作息时间表。家长是否关注医生给你的不同医嘱间的先后顺序。家长是否注意医生与你的谈话有时还要涉及孩子的性格情绪等。一个流畅甚至是感觉快速的就诊过程中，医生已完成了信息收集，信息利用并形成初步决策的诊断过程。

评估其实就是诊断和形成决策的过程。一方面，收集信息是评估的第一步，以何种方式收集信息，以何种方式分析信息决定着诊断的有效性；另一方面，评估不仅限于初诊，其实，在后来的每次治疗中，评估始终相随。只是在治疗阶段，评估不会再以特殊的形式显现，评估与治疗已是一体。

在家长可以目睹的评估表象甚至是尚未发现的评估过程背后蕴含着临床医生的"核心功夫"——临床决策能力。随着医学的进步，传统的以经验为主的诊断模式，早已被更为科学的模式所替代，临床医生的软、硬配置，已完成多次升级。但是这一切，家长、患者可能并不知晓。

"评估"背后的故事其实是诊断的复杂性和科学性。

什么是循证医学实践

遵循证据的思想是很古老的思维方式,但循证医学一词在1992年才正式提出。著名的临床流行病学家Sackett在1996年定义循证医学是有意识地、明确地、审慎地利用现有最好的证据制定关于个体患者的诊治方案。2000年Sackett在其主编的《循证医学实践和教学》第2版中进一步指出:循证医学实践(evidence-based practice,EBP)是最佳证据、临床经验和价值的有机结合,即任何临床医疗决策的制订仅仅依靠临床经验是不够的,应当基于当前最佳的科学研究成果,并充分考虑患者对治疗的选择、关注和期望。

EBP在言语语言问题诊断中的运用

目前,EBP模式除了医疗行业外,还被运用于许多其他行业,包括教育、社会工作、心理学和沟通障碍(言语语言病理学问题)。

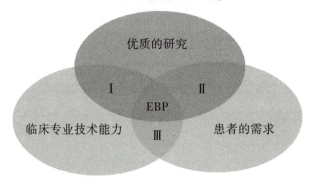

图1 循证医学实践的要素

Ⅰ:评估和治疗中都应优先采取拥有研究证据的评估工具和治疗方法。Ⅱ:应该寻找迎合个案需求/现状的研究题目。Ⅲ:通过个案访谈了解个案的想法和观点。

在言语语言问题的诊断中,图1中3个方面的集合,形成了关于言语语言治疗的循证医学实践(EBP)。

在言语语言病理学问题诊断决策的临床工作中,从"使用证据支持的评估工具""临床医生的个人经验及临床技能"以及"患者的个性化特征及需求"三个不同的角度收集临床信息,通过知识与经验(临床技能)以及已有的研究结果评价信息,并最终利用信息形成循证的医疗决策。

EBP 是 ASHA 推荐沟通障碍评估诊断指导方法之一

除 EBP 之外，诊断和评估还不限于此。美国言语听力协会（ASHA）提到的评估诊断指导方法还包括：

1. 评估不应仅限于诊断阶段，也贯穿整体治疗过程。

2. 超越静态评估　不仅仅需要一个当下的标准化的评估，还应该有能够反映个案在具体任务时表现的动态评估。动态评估使用的是时间概念，需要了解个案在治疗任务上的表现。静态评估就如在特定时刻给孩子拍了照片，捕捉他的表现。但是静态评估无法跟踪孩子在医生或是治疗师的指导下或是在变化的环境中如何更高效地完成任务。标准化测试不允许临床医生帮助个案（孩子），但是动态评估中，医生可以判定个案的表现，找到帮助个案进步的方法。

家长该如何看待 EBP

相信家长朋友们一定不会质疑"评估和诊断"是我们达到效果目标的必经之路。但是家长朋友们可能会质疑"我们需要知道这些吗？"。答案是肯定的！原因有三点。

第一、评估诊断过程中，家长/患者是循证临床决策的重要参与者。在循证临床实践中"个案/患者的价值，需求"是重要的组成部分，临床医生/治疗师需要通过访谈的形式（图1中Ⅲ）获得这些信息和内容。不但如此，在言语语言病理学的评估和诊断中，"访谈"已不是一件比较随意的"口头交流"式问诊，"访谈"已是言语语言病理学诊断与评估中必要的流程，亦是教科书中需要教授的章节。

所以，家长切实地在参加孩子的诊断过程。同时，通过访谈提炼出的切合孩子与家长想法和问题的研究项目，即以患者为中心出发的临床研究会为未来的诊断和治疗提供更多证据。

第二、在治疗的过程中，家长/患者有选择适和自身条件的治疗方式的权利。在治疗的动态评估中，与家长的访谈能够获得儿童"活动与参与"的能力（不同情景中生活功能是否受限）。比如：路途遥远的家长更希望集中训练；经济困难的家庭更倾向于选择家长培训而不是持续地接受治疗室中的语言治疗（费用更高）……

第三、循证医疗模式为家长提供一种解读医学信息的思路。比如：评估时，如果医生给孩子使用标准化的测试工具，这就意味着从评估工具的角度符合 EBP 模型。因为，具备心理测量性质的标准化评估既有效又可靠。

治疗时，如果孩子接受的治疗方式是研究已经证实的，疗效就会更肯定。

看懂语音门诊报告（1）

家长经常问："你的诊断到底是什么意思？"我说："就是咬字不清楚的一种类型！"其实我本人也对这一回答不够满意，它不能言简意赅地、切中要害地说明问题！要在门诊时间想要获得关于语音障碍（speech sound disorders，SSD）中各分类的精确解释，确实有困难！所以，有必要做一下解释。

语言与语音

"Language"译为"语言"。人类的语言一部分是天生的，一部分是在与他人互动过程中学习的。学习的部分就如同编码或是一系列的规则，通过它，我们能够沟通意愿、表达需求。读、写、手势、说话都是语言的形式。语言可分为是否理解语言（接受性语言）以及如何表达语言（表达性语言）两个方面。

"Speech"译为"语音"或是"言语"。我常用"语音"的翻译，一是我的老师们均译为"语音"；二是在我们的一些教科书上，比如《英语语音学及音系学实用教程》中"speech sound"的译文亦为"语音"，但是很多学术文献以及正式交流中也会译为"言语"。

语音是口头语言的媒介，语音有音素水平（phonetic）和音位水平（phonemic）。音素水平对应构音障碍（articulation disorder），音位水平对应音韵障碍（phonological disorder）。可以简单理解，音素水平即发生在"嘴巴上"，而音位水平即发生在"大脑里"！

语音障碍

在临床治疗中，疾病分类系统常基于以下病因进行分类：未知病因、假定病因、已知病因。病因不确定的也称为功能性语音障碍（functionnal speech sound disorders）。

不同的学者对 SSD 进行了分类，其中广泛使用的分类方法是学者 Dodd 的分类，他将 SSD 分为四个亚类，其可发生在语音发展的任何年龄和阶段，外加儿童语音失用（childhood apraxia of speech，CAS）

音韵迟缓（phonological delay）

儿童存在音位（phonemic）困难，但是音韵规则及历程发展正常，只是这些问题在正常孩子身上出现的年龄都更小，占 SSD 的 57.5%。根据英语的研究成果，正常儿童语音发展中存在一些常见的音韵规则（错误方式），随着语音发展，这些简化的音韵规则受到了抑制。儿童逐步学会成人的发音模式。

常表现为（家长可与孩子的错误类型对照）：

塞音化（stopping）：车→特（tè）

舌根音前置（fronting）：哥哥→的的（dēde）

末尾辅音省略（final consonant deletion）：羊→牙（yá）

……

这些规则一般到 4 岁都不应再出现，如果超过这个年龄，仍然存在这些音韵规则，那么孩子就属于音韵迟缓。

一致性非典型音韵障碍（consistent atypical phonological disorder）

儿童存在音位（phonemic）困难，同时存在非典型的、正常发展的音韵规则及历程，占 SSD 的 20.6%。

非典型的音韵规则有以下表现：（家长可与孩子的错误类型对照）：

后置构音（backing）：兔子→裤子；草莓→烤莓

去唇音化：蜜蜂→nì 蜂；宝宝→dǎo

去鼻音化：蜜蜂→bì 蜂；

声母省略：草莓→ǎo 莓；桃子→áo 子

……

非一致性音韵障碍（inconssitent phonological disorder）

儿童存在音位（phonemic）困难，同时存在非典型的、正常发展的音韵规则及历程，单字（词）的发音不一致达到或是超过了40%，占到了SSD的9.6%。

构音障碍（articulation disorder）

儿童存在音素（phonetic）困难，不能发出某一特定的已经理解的声音，常表现为在单独发音、词语、句子、模仿、诱发、自然对话中都替代（substitution）或是扭曲（distortion）同一个音，占SSD的12.5%。

儿童语音失用（childhood apraxia of speech）

儿童在语音的运动计划、组织和执行水平存在困难，表现为多种的缺陷，包括音韵计划、语音组织以及运动实现的障碍。除咬字不清问题外，在嗓音、韵律、流畅度方面可表现出异常，在喂养以及口腔运动方面具有困难。在SSD中不及1%。

发生率

Broomfield和Dodd发现在英国，功能性SSD影响了6.4%（1/16）的儿童，Shriberg和Kwiatkowski发现3～11岁的美国儿童有7.5%（1/13）经历过SSD。

思维说：

了解概念，一是满足家长的求知心，二是利于家长理解和配合未来的治疗！虽然专业名词过多，文字略有晦涩，但家长朋友们只需理解：①很多孩子都会出现这种说话不清；②"功能性"其实是原因不明；③自家的孩子属于哪种类型。

看懂语音门诊报告（2）

沟通可分为语音（Speech）、语言（Language）、嗓音（Voice）、流畅度（Fluency）以及听力（Hearing）五个层面。因此沟通困难可以表现为语音障碍（SSD）、语言障碍、嗓音障碍、口吃和听力障碍。一些孩子可能在某个领域存在困难，另一些可能在多个领域存在问题。同时，成功的沟通还有赖于沟通环境的介导（听者的特质和态度、背景噪音的水平等）。

SSD 是什么？——SSD 是沟通障碍的一个亚类

根据国际多语言儿童语音专家座谈意见，具有 SSD 的儿童在感知，构音/运动产出和（或）系统地符合音韵规则来呈现语音片段（辅音和元音），语音组合方法（音节结构或是词语形式），韵律（词汇与语法重音、节律、重音、声调）中的任何一个方面出现障碍都会影响语音清晰度（intelligibility）和接纳度（acceptability）……SSD 包含了语音声音障碍各个层面，如原因已知的（包括唐氏综合征和腭裂）以及原因尚未明确的语音障碍。

为什么使用 SSD 这一诊断名词？——SSD 与构音音韵障碍

美国听语协会早期采纳了 SSD 这一命名形式。Shriberg 描述了这一共识的重要性：美国听语协会最近接纳了使用 SSD，因为 SSD 能够很好地解决过去 30 年中关于构音障碍以及音韵障碍二分法的局限性。

无论是对于研究学者还是临床工作者，均将 SSD 看作为是复杂的神经发展型障碍。SSD 涵盖了目前病因已知以及病因未知的语音障碍类型。

说话不清楚的孩子到底有多少？

发病率视角

在系统性回顾中，SSD 的发病率为 2.3%～24.6%（仅包含语音迟缓）；语音和（或）语言迟缓的综合发病率为 2.28%～6.68%。

言语语言治疗师个案比例视角

数据显示 SSD 占据了治疗师个案中很高的比例。

· 在美国公立学校因首诊为言语和语言障碍而接受服务的人数占到了 3～21 岁所有失能人数的 24.1%（调查总人数为 1 460 583，美国教育部 2005 数据）

· 在美国，Brumbaugh 和 Smit 调查了 489 名儿童言语语言治疗师，有 52% 的治疗师认为 SSD 的个案数超过了总个案数的一半以上。

·在英国，调查数据显示构音音韵障碍的个案数目超过了治疗师个案数目的 40%；在澳大利亚同样的研究中，SSD 的个案均数为 35.5%。

SSD 对儿童未来生活的影响

SSD 对语音、教育、就业以及下一代均存在长期的影响。

Templin 纵向研究

美国一项 28 年的随访研究（Templin Longitudinal Study）随访了具有严重构音音韵障碍病史并且在 1 年级时音韵障碍仍然持续存在的 24 名成年人，选取 28 名正常成年人为对照组。尽管在成年后，与儿童时期相比，音韵障碍组患者构音错误明显减少，但是在构音、理解和表达性语言的能力方面均比对照组差。在社会情感适应、内向和焦虑方面与对照组没有统计学差异。与正常对照组相比，有 SSD 病史的成年人更倾向于参与技术含量低的工作。

具有 SSD 病史的后代，也表现出更高比例的语音发展迟缓。

Ottawa 语言研究

Ottawa 研究了 200 例在 5 岁时确诊为 SSD 的参与者，长期跟踪了 20 年。伴随有语言障碍的 SSD 患者在教育水平和职业收入上都差于单纯的 SSD。

Cleveland 家庭语音语言研究

316 名儿童参与研究，其中 170 例 4～6 岁的 SSD 儿童接受言语语言治疗，另外有 146 名 SSD 儿童的兄弟姐妹作为对照，一直追踪到青少年时期，同时还对父母的语音语言技巧进行了评估。

Lewis 的结论显示：

（1）SSD 的兄弟姐妹们（137 例），在青少年时期没有出现过 SSD，而且在词汇、阅读和写作等方面的表现优于其他各组；

（2）在青少年时期，SSD 治愈组 102 例，他们在阅读、写作的能力上都差于同龄的无 SSD 对照组，与在童年早期存在语言发展受损相关；

（3）在童年时期诊断 SSD 的 33 例患儿，在青少年时期，尽管在对话中没有明显错误，但是在多音节发音上存在一定困难；

（4）至青少年时期，41 例仍然持续存在 SSD，他们不仅存在构音错误，还存在不同程度的嗓音、节律和语畅问题，在词汇、阅读和写作上均比其他各组差。

SSD 对儿童生活的影响

研究显示，学龄前儿童可能对自己的语音不清并没有意识，并且会把沟通失败归咎于对方的判听困难。同样，沟通的共同参与者也有可能将失败归功于没有听清楚。比如：家长常说"你慢点说，妈妈听不清楚"。

研究显示有 SSD 的学龄儿童，更喜欢待在家里，并且更喜欢不需要说话的游戏活动。但是在公众场合，他们还会因 SSD 表现出尴尬，受挫和伤心。具有 SSD 的儿童和他们生活中的重要他人都表示，当沟通失败时，SSD 的儿童都会表现出尴尬和受挫。

McCormack 使用《国际功能、残疾和健康分类（儿童和青少年版）》（ICF—CY．2007）对 SSD 的影响做了系统回顾。结果显示，SSD 对参与及活动的限制，表现在教育、社会生活以及职业3个方面。

SSD 对儿童教育的影响

SSD 的儿童可能在读写以及阅读方面存在困难。

在学龄前存在语音及语言障碍的儿童，在 6~7 岁和 8~9 岁的数学抽象思维方面存在困难，与同龄人相比，可能需要更多的补习课程，未来进入大学的机会也相对较少。

SSD 对儿童社会生活的影响

SSD 儿童表现出社会互动的困难，表现为更差的同伴关系、遭受更多的欺负，低自尊以及更少的社会活动参与。

SSD 对父母生活的影响

德国的三项研究将眼光投向父母的生活，研究显示 91 位 SSD 妈妈的生活质量较对照组低照，主要表现为母亲的日常活动受限，且该受限并不因 SSD 的严重程度和患儿的年龄受到影响。

研究了 362 名存在语音及语言障碍的患者，近一半（49.7%）的父母表示，他们自己在很多的社会环境下（与其他同伴，与其他成年人，与家庭成员）都曾经给孩子贴上过负性标签（比如：觉得自己的孩子比较笨），30.2% 的父母表示都被其他家庭成员或是成年人指责，（比如：父母应该为孩子的发展问题承担责任）。

思维说：

清晰地了解问题，是为了更有效地解决问题！SSD 发生的广泛性告诉我们，在专业上要给予更大的重视；SSD 发生的不良影响告诉家长，关注孩子的发音问题，早发现，早向专业人士求助，早诊断，早干预！

细说语言治疗如何做（1）

如何向家长解释"语言治疗是如何做的？"其实这是一个充满挑战的沟通问题！语言治疗其实是一个复杂、多变又极具个性化的过程；一个需要理论、方法和技术的过程；一个评估、决策和假设论证的过程。

没经历过语言治疗的家长，在看诊中，听完解释中得出结论：语言治疗就是教孩子说话呀！是人教，不是机器教；经历过语言治疗的家长，在旁听治疗课后，得出结论：语言治疗不就是教孩子说话么！

如何跨越"教一教、玩一玩"与"复杂并具专业化过程"的鸿沟，让家长了解"语言治疗"是什么，也应该属于语言治疗的必要组成部分！

语言治疗是一系列评估过程

当语音语言障碍出现并成为影响孩子生活以及活动参与的"问题"时，需要通过"学习"的方法来改善"问题"。而治疗师成为这一学习过程中，非常重要的促进者！

治疗师增进幼儿语音语言"学习"的一系列决策过程，首先必须是一个科学并且符合逻辑的进展过程；其次，对于个体而言，这一过程是极具个性化的过程！

除了"科学""逻辑"，这还是一个"进展"的过程！通过"评估"，治疗师会形成一个"最佳推测"！相信很多家长看到这里，一定有些疑惑，怎么能是推测呢？你们可是专业人士呀？是的，从某种意义上说，与人体相关的科学，受过特别训练的专业人士，能够比一般人能够做出更接近其本来面部的判断！因此，我们的推测不是"一般推测",而是"最佳推测"！医学等相关学科的进步显示,我们一直都走在无限接近真相的路上！

"最佳推测"来自严格的诊断流程,来自标准化和非标准化的评估。"最佳推测"还需要治疗师的观察记录和父母或是照顾者的观察,通过父母提供的信息及治疗师的观察,形成对孩子优劣势的印象；通过父母访谈或是问卷填写分析家庭环境,可以了解在孩子的生活中,谁能够提供最合适的辅导。

通过一段时间的治疗,总结孩子的表现以及对治疗的反应,对孩子"存在问题的领域"以及"什么是有效的方式"会形成愈加清晰的判断。这样一个过程,我们常称为"诊断性治疗"和"动态评估"。

敏锐的洞察力和丰富的经验,会让达到成功治疗有更大胜算！这一"进展"过程,始终包含着"评估"和"决策"的过程！比如：选定一个"目标",孩子需要多少提示；听觉的足够吗？还需要描述性的、视觉的或是触觉的提示吗？选定一个"目标",孩子的类化能力如何？如何使用孩子已经呈现出来的类化能力来反馈治疗的节奏和内容（何时引入新目标,何种新目标引入方式更为有效）？

什么可以让孩子表现出来改善语音、语言的动机？孩子是否能够察觉他人的误解？因为咬字不清、表达有限而导致沟通失败时,孩子是否可以了解到底是怎么一回事吗？孩子是否自己有策略来补救沟通的失败？沟通失败是否影响了孩子的情绪和行为？毫不夸张地讲,只要治疗没有结束,评估就一直进行！因为治疗师一直努力选出更有效的治疗方式！

语言治疗是一系列目标锁定过程

语言治疗需要达成一个个的"小目标",通常仅需要达到"一个目标"的个案毕竟是少数,大多数构音和音韵障碍、语言障碍的儿童,都要实现"多个目标"。

目标包括垂直锁定目标和水平锁定目标。简单地说：垂直锁定目标就是一次只教一个目标,直到达到预定标准。

·优点：对认知能力要求不高；确保能够集中学习一个目标；

·缺点：学习内容单一,孩子会感到无聊；类化也比较困难。

水平锁定目标就是一次教授一个以上的目标,这些目标间可能相关,也可能不相关。

·优点：始终在一种联系中学习目标，易类化；

·缺点：显效时间较长；不适用于易分心的孩子。

当然如何排列组合目标，均是基于"一系列的评估过程"，谁不希望我们快点实现每个小目标呢？

细说语言治疗如何做（2）

语言治疗是由不同要素排列组合而成

早在20世纪80年代，就有学者提出治疗要素包括治疗目标的反应、训练提示、教导事件和动机事件。

治疗目标的反应

治疗目标的反应包括治疗师期望得到的反应以及孩子实际的反应。

解读：当家长期待的"教"终于开始时，其实治疗师的大脑已经经过多次运算：目标是什么？为什么从这个音开始？孩子达到的程度的如何？

训练提示

用来诱发/引出目标的方法。提示通常在最近发展区内发挥作用。治疗师需要拿捏任务的难易程度。太简单、太难都是低效的治疗。

维果斯基的"最近发展区理论"认为学生的发展有两种水平：一种是学生的现有水平；另一种是学生可能的发展水平，也就是通过教学所获得的潜力。两者之间的差异就是最近发展区。教学（治疗）应着眼于学生的最近发展区，为学生提供带有难度的内容，调动学生的积极性，发挥其潜能，超越其最近发展区而达到下一发展阶段的水平，然后在此基础上进行下一个发展区的发展。

教导事件

教导事件分为前置教导事件和后置教导事件，前置教导事件是治疗师的治疗中孩子产生的反应；后续教导事件是根据孩子的反应，治疗师提供的回馈。

解读：我们在家长课中，一直向家长强调，"发音方法"固然重要，但不是最需要记笔记的部分（因为通过课堂训练，如果能够成为家庭作业，说明孩子已经基本掌握该方法，只是很多时候需要协助而已）。而"提示方式"和"回馈方式"才是最需要记笔记并对家庭练习有帮助的地方。

动机事件

动机事件可以提升孩子对"教导事件"的接纳能力，加速学习过程。动机事件分为能够提升孩子学习动机的前置动机事件和成为一种增强（强化）的后续动机事件。

解读：为了提升孩子治疗的效率，治疗师已是用尽浑身解数，不但注意保持孩子的学习动机，还要维持孩子的学习成果。

将以上四个要素以不同的形式组合，就表现为四种不同的治疗形式，分别为：训练（drill）、训练式游戏（drill play）、结构式游戏（structure play）、游戏（play）。这四种治疗形式是从最高结构性（训练）到最低结构性（游戏），治疗中心也由以治疗师为中心变成了以小孩为中心。

将四种不同要素进行不同排列组合，就形成不同的治疗模式！比如：训练和训练式游戏在本质上相同，不同之处在于在训练式游戏中加入了"前置动机事件"，其目的是提升孩子参与治疗活动的动机，增加孩子遵循治疗师指令的可能性。

"训练"和"游戏"最大的不同在于：训练只对正确的反应给予增强；在游戏中，即使反应与目标并不吻合，也给予增强。在游戏中，治疗师需要花时间考虑并安排游戏的趣味性。

不用怀疑，对于孩子来说，他们喜欢游戏胜过训练；对于治疗师来说，他们更喜欢训练式游戏策略。但重要的是：研究结果显示，训练式游戏模式比结构式游戏、游戏模式更有效率！

细说语言治疗如何做（3）

经验的语言治疗技巧来源于生活

模仿——仅仅再说一遍

模仿的解释

在内容上，模仿可以是全部地一字不落或部分地模仿；在时间上，模仿可以是立即模仿或是延时模仿；模仿不仅限于治疗师/家长模仿孩子，还包括鼓励孩子模仿治疗师/家长。

模仿的作用

- 当治疗师/家长重复孩子已经说过的话时，表明孩子的语言没有太大的问题；
- 当孩子被期望重复治疗师的话时，表明尝试会话是不会有错误风险的；
- 让孩子知道，对话需要彼此维持。

扩展——对不成熟语言的修饰

扩展的解释

对孩子不成熟的语言给予改进，表现出治疗师/家长对孩子所期望发展的形式。治疗师为小孩的语言示范更好的版本，而这一版本更具沟通效能！

如：

孩子说："弄了一下球！"

治疗师/家长扩展："小男孩踢球。"

治疗师/家长再次扩展："戴帽子的小男孩把球踢到马路上了！"

扩展的作用

对于处在语言发育期的幼儿或是语言表达能力欠佳的孩子，当语言表达并不让人满意时，我们通过扩展的回馈方法，让孩子感觉到，他们参与会话的价值（实现了互动）是被肯定的，但是我们协助提供了更好的表达方式。

扩展的前提

治疗师/家长对孩子叙述的事情，孩子说话的情景都有明确的理解，否则治疗师可能会错误表达孩子的意思，但是孩子又没有意愿或能力解释和纠正。

示范——期待的不仅仅是模仿

示范的解释

治疗师/家长在目前的情境中，表现出一种与情景相符的语言表达方式。与模仿和扩展不同的是，示范的词语并不一定来自孩子所说的内容。

示范的作用

小孩去模仿治疗师示范的内容并不是唯一值期待的内容。

孩子的聆听同样值得期待，通过聆听，孩子能够发现词语在这个情境中的使用和作用。

特定的示范形式

自我对话（描述）：治疗师/家长对自己正在进行的事情进行描述。

平行对话（描述）：治疗师/家长对小孩正在进行的事进行描述或是评述。

观察、等待、倾听——如何找到教孩子说话的时机

解释

无论是 O. W. L.（observe，观察；wait，等待；listen，倾听）还是 S. O. U. l.（silence，沉默；observation，观察；understanding，了解；listening，倾听）都是告诉我们如何跟随孩子的引导，而不是对孩子实行强行的教学。

作用

这是成人（治疗师/家长）介入孩子活动的非常重要的方法。

方式

在与小孩沟通的开始保持沉默，观察小孩的能力和喜好，并将自己观察到的进行合理的解释，再听听孩子会说些什么。

<u>什么情况下，家长需要学习如上技巧？</u>

· 孩子正处在语音语言快速发展期，如幼儿期（1~3 岁）；

· 腭裂术后；

· 孩子已表现出语言发展迟缓的一些迹象，如 2 岁，但是词汇量很少；

· 诊断为语言发展迟缓孩子的课堂语言治疗和家庭干预治疗……

为什么从这个音开始？

很多家长都会借语言治疗课结束时的沟通机会，以或含蓄或直接的方式告诉我："老师，下次能不能教某某音？"原来，家长并不明白，为什么这节课要教孩子这个音而不是那个音？家长也并不理解，为什么自己想让孩子学的，老师们就是不教呢？

语音评估后与治疗目标

书写治疗目标是语言治疗师的基本功。在语言病理学课程中，针对个案制定"长期目标"和"短期目标"是必要的练习项目。需要按照一定的格式，必要的组成项目书写。

长期目标

使咬字不清的儿童发展出与同年龄正常发展儿童一样的能力。同语言发展一样，0～6岁儿童的语音发展也呈现阶段性。根据人群中大部分（有的学者以75%为标准，有的学者以90%为标准）儿童发展出某个音的年龄，得到了正常发展儿童语音发展"里程碑"。

按照PLDP方案（Promoting Language Development Program）设置长期目标时，以每一年为一个长期目标，先对应儿童的发展阶段，长期目标即为构音能力达到同年龄儿童水平，再向下一个年龄段的目标前进。

- 0～1岁：玩声音，咿呀学语；
- 1～2岁：韵母，/b/，/p/，/m/，/d/，/t/，/n/；
- 2～3岁：韵母稳定；
- 3～4岁：/b/，/p/，/m/，/d/，/t/，/n/，/l/，/g/，/k/，/h/；
- 4～5岁：/j/，/q/，/x/，/z/，/c/，/s/，/zh/，/ch/，/sh/，/f/，/r/；
- 5～6岁：汉语语音系统稳定。

短期目标——短时间内需要达到的目标或需要纠正的音。

按照 PLDP 方案，短期可以为 6 个月、3 个月、1 个月或是 2 周，需要依儿童具体情况而定。

按照先后顺序，不同年龄的短期目标为：

1~2 岁：

大量学习词汇；

诱发不同的声音，增加音的多样性。

2~4 岁：

学习 4 岁前应习得的声母；

增加音的多样新；

能够区分前面的声音与后面的声音，主要指舌根音/g/、/k/、/h/；

建立塞音、擦音、塞擦音、鼻音以及边音的系统。

如何实现目标及目标音选择

实现语言治疗的目标涉及语言治疗一整套技术和方法，是一个很大的题目。但是，选择从哪里开始——选择目标音——是能够实现高效率治疗的关键。很多学者提出了目标音设定的原则和方法。

传统目标音设定原则

选择早期发展的语音；

选择最影响语音清晰度的音（/l/与/t/比较，/t/更影响语音清晰度）；

选择儿童关键词汇的语音（自己的名字，口头禅，人物的称谓等）；

选择一个较可能成功学会的音；

较易诱发（治疗师一教就会）；

不稳定的声音（有时能说对，有时不能说对）；

选择高频出现的音（与/r/相比，/s/是高频音）；

选择儿童有认识的声音（儿童对唇部的声音较舌尖的声音，更能了解和认知）；

…………

非传统目标音设定原则

寻求语音系统的最大改变；

选择不可诱发的音（自己无法发展出的音）；

选择晚期发展的音；

选择错误一致（非稳定）的音；

选择没有认知的音；

选择影响生活品质的音。

作息本位视角下目标音设定原则

以家庭生活为背景，由家庭成员一起参与协助，根据作息活动设定干预计划。计划需要包括：

活动地点：如卧室、卫生间，餐厅……

自然学习环境：如起床，穿衣服，吃早餐……

时间：如周一至周五……

学习机会：如在餐厅说出食物名称……

儿童兴趣：儿童喜欢什么，如喜欢玩水，鸡蛋……

家长如何听语言治疗课

语言治疗不但条条框框很多，而且还有矛盾之处（传统的与非传统的比较）。其实，在这些教科书的原则下，治疗师会根据自己的经验以及孩子的现状选择目标音。因此，会出现同样发音问题的孩子，在治疗中选择"不同的音"的情况。

家长该如何看待这个问题呢？

· 了解语音语言发展常识，拥有对语言治疗合理期望；

· 尽可能准确地向治疗师提供各种信息：如生活中困扰最大的发音；孩子口头禅，日常生活状态等；

· 与治疗师一起讨论已选择目标音的原因，增进对语言治疗的认识；

· 尊重治疗师的决策，认真做好课堂笔记，有效完成家庭作业；

· 语言治疗是一个过程，坚信孩子进步的信心，给予孩子进步的时间。

思维说：

顺应他们本来的样子，找到那个最易成功的音，是我选择第一个目标音的方法。

信心和成就感，常常是让孩子们和家长们开始语言治疗的开始！

与家长聊天也很重要

相对于和家长朋友们的"聊天"与"医嘱"而言,相信家长们更加关注上课时治疗师如何教授发音。殊不知,"聊天式的医嘱"也有深意。

"参与"才是我们的最终目标

在《国际功能、残疾和健康分类——儿童青少年版(ICF-CY)》框架下,对咬字不清的儿童,不但要考虑到他们的健康状况,还要考量他们的环境、日常活动和参与状况。活动可以提供学习机会,参与活动可以降低功能缺失的情形。

活动和参与

依据ICF-CY,活动被定义为个体所执行的一项任务或是行动,而参与被定义为融入生活情境。受到人权的概念兴起及障碍相关研究结果的影响,参与已被认为是儿童接受治疗、康复及安置计划的最终目标。参与不但是发展迟缓儿童康复目标设立的核心,也是教育保健等政策的核心。

参与的含义

参与是儿童对于活动投入程度的主观经验,如儿童自觉的喜好、自主性、动机及自我效能、儿童精神上主观的融入或投入的强度,而不是仅仅指参与的频率。此外,参与的意义还包含个人可以自主控制其生活。成功地参与是参与者感觉所参与的活动有趣、有成功感、可以独立执行、可以和他人一起参与活动。

以参与为基础的干预原则

目前,语言治疗从强调治疗儿童缺陷的视角转变到诱发儿童及其家庭成功地达成在特定的情境中想做的及力所能及的事情,同时也强调儿童在自然环境(包括家庭、学校及社区)中的融合及参与日常生活作息。

训练活动如果能成为儿童或其家庭生活作息的一部分,就能在日常生活中不断通过练习来强化儿童的技能，更能使儿童在执行活动时有归属感。若语言治疗课堂中教授的内容能够在日常生活中使用（哪怕只是一个字或词），那么目标词的发音技能就能通过生活情景得到锻炼；同时，目标词的使用能促进儿童更好地融入"生活情景"。

参与和语言治疗

评估参与及参与环境

参与的能力是指在生活情境下的能力，并非仅指个人内在的能力，还与环境所提供的机会和自由选择有关。儿童年龄越小，参与机会越可能由家长、照顾者来决定。家庭环境和儿童直接接触的其他环境所扮演的角色在理解儿童参与方面不可或缺。

从提升参与度的角度规划语言治疗

从儿童的活动中了解儿童及家庭的需求，并列出儿童目标需求的优先顺序，规划促进构音技能练习以及提升沟通能力的活动。通过语言治疗活动和家庭作业活动，提升儿童的参与度。

参与和家庭参与

家庭成员的重要性

在不同的康复领域，虽然方案可能因为干预族群不同而有不同的重点及成分，但都会强调家庭成员是儿童重要的教导者。专业的角色在于同时引导家庭成员及儿童利用日常活动及作息创建儿童的学习情境。

在传统干预模式下，家庭往往处于被动接受服务的角色。以参与为基础的干预强调以家庭为中心，专业人员与家庭是合作关系，家长也是治疗团队的成员。通过专业人员的引导，提升家长的主动性，家长与专业人员共同讨论并设定符合生活情境需求的目标，提供儿童及家长"参与"的机会与策略，并协助儿童和家长实施这些策略。

家庭成员如何参与

以参与为基础的干预原则所发展出的干预方案包括以作息为基础的干预，以活动为基础的干预和学习机会等，其中以作息为基础的干预最为常用。

注意力与语言治疗的时间

"语言治疗课怎么上"和"需要多长时间"是家长在初次评估后最喜欢问和最关注的问题。

对于需要多长时间,我的回答总是不能让家长满意。家长都渴望获得确定性的答案,而这个问题恰恰是不能给出准确答案的!

如果你对语言治疗课是如何进行的有一个基本认识,那么对需要多长治疗时间的不确定性回答就能多几分理解。为什么无法准确估计孩子的上课周期呢?这是基于语言治疗的复杂性。

语言治疗需要持续一段时间,是个过程,过程的长短主要与语音(语言)问题的多少、小朋友的状态(学习能力、是否伴有其他问题等)以及家长的配合相关。根据经验,治疗师常常只能对治疗周期有一个大致的估计。

在小朋友的状态中,注意力常常是首要评估和关注的问题。因注意力的欠缺,会明显影响语言治疗的效果和进程,而语言治疗时往往要先处理注意力不集中的问题,这也会导致整个治疗周期变长。

注意力的概念

注意力缺陷是学龄儿童最常见的行为问题,因评估者不同(老师和家长通常会得出较高的发生率)对其发生情况的统计也有差异,目前以5%~7%来估算。

在语言治疗的临床工作中,我们会看到很多小朋友有注意力不集中的行为,父母也会有这样的形容,说自己的孩子总是动来动去,坐不住,做事情不专心,有多动症。

从专业角度形容,注意力不集中是行为症状的描述,而不是诊断名称。1994年,修订版《精神疾病诊断准则手册》中使用"注意缺陷多动障碍"一词来诊断,注意缺陷多动障碍的诊断则常常由儿童心理医生给出。

注意力不集中的表现

家长仍需要了解一些注意力不集中的表现，以引起重视，并最好能够尽早实施一定的干预。

这些孩子早期容易表现出冲动、身体动个不停、易怒、在强烈好奇心驱使下不怕危险等行为模式，常需要家人时刻不离身的关注照顾；有时也因为无法专注，一些儿童也会有语言发展落后的情形，使得父母与孩子常处于紧张的状态。

人们普遍会认为注意力不集中是件小事情，有的父母甚至会认为孩子和她在玩，故意不听话、捣蛋，而忽视注意力不集中对孩子的影响力。如果孩子有注意缺失问题，父母没有在意，造成的后果是孩子成长的各个阶段都会有不同程度的问题。比如学龄期：孩子因为无法专注出现阅读困难、书写困难、不遵守规矩、无法等待等；进入青春期，症状可能会有改善，但长期在这种负面回馈环境下，孩子可能会伴有缺乏自信、人际交往不佳、较低的自我价值感等。

对语言治疗的影响

注意力不集中对语言治疗的影响主要表现在：
坐立不安，眼神飘忽不定；
常不能清楚听到指令；
常无法准确执行指令；
无法准确执行指令，给孩子和治疗师都会带来受挫感，是语言治疗的不利因素；
对克服困难常缺乏信心和耐心；
常常对强化物很快失去兴趣；
需要安排更多的游戏时间以改善注意力；
语言治疗周期较长。

家长的干预

家长可以通过固定时间的游戏改善孩子注意力。

· 时长：30分钟。

· 时间：固定的时间段（如做完家庭作业之后）。

- 参加者：注意力不良的孩子；父母双方或一方（常常为母亲）。
- 游戏前准备：气氛不能紧张，游戏前不能争吵。
- 游戏时间有下列规则：

    孩子可以决定玩什么游戏；

    父母不可以影响游戏进行，例如孩子若自订游戏规则，父母应当尊重；

    父母不可批评，也不可提改善的建议，请投入全部的注意力，先看看孩子怎么做；

    父母应该多对孩子说正面的话，如"我很喜欢这样一起玩""和你一起玩拼图真好"；

    父母的善意也可以用身体动作来表达（如微笑、抚摸孩子的头）；

    不要在乎轻微的不良行为；

    当孩子做出不良或者具攻击性的行为时（如把玩具丢向墙壁），母亲必须有明确的表情反应并背向孩子。如果孩子仍不能停止，母亲应该站起来，用冷静但坚定的语气告诉孩子游戏时间已结束。

- 游戏的限制：游戏应在室内玩；不包括剧烈活动，如追赶、骑脚踏车、踢足球。除上述活动之外，可以进行任何形式的游戏，如看图画书、念故事书、玩乐高玩具、拼图、听音乐、翻阅少儿杂志、说故事。
- 执行：父母双方遵守设定的游戏时间；需要将家中的游戏情形记录下来，并在下一次语言治疗课中带来，和治疗师一起调整方案。

从语言治疗室能看到的

回家之后该如何陪孩子训练呢？这是很多参与语言治疗或是将要参与语言治疗的家长都会问到的问题，如果细心观察语言治疗课中的各个环节，您会发现这些细节均能成为您在家中陪孩子练习的启示。在语言治疗中，一个看似随意的安排，背后都可能包含语言治疗师治疗技巧的运用和对孩子目前状态的决策和治疗安排。

面对面就座

上语言治疗课时，治疗师和孩子们需要面对面地坐下，并且治疗师能够看到孩子的眼睛（所以语言治疗室的治疗桌通常为儿童桌椅），这是非常重要的！一方面孩子可以看到治疗师发音时面部的活动；另一方面治疗师亦可以及时看到孩子的面部表情，孩子对于目前活动感兴趣的程度以及孩子注意力集中的地方。以便能够根据获得的这些信息及时调整治疗策略，放弃或是持续运用目前使用的治疗工具等等。

给家长的提示

您有没有抱着孩子讲故事的经历呢？回忆一下，孩子是怎么坐得。您有没有陪孩子玩游戏的经历呢？回忆一下，你和孩子的位置。家长和孩子的互动是提供良好语言示范以及促进孩子语音发展的机会，对于小于3岁的孩子，在互动时注意面对面尤其的重要。如果是腭裂孩子，这已经可以成为家庭治疗地开始了！

注意事项

这里我们需要强调的是：面对面就座，希望孩子看到治疗师面部的活动，并不代表所有的发音都需要向孩子特别强调口型的学习，面对面的目的是不希望遗漏"口型"这样一个语音的学习信息，但这并不是唯一需要注意和学习的信息。治疗室中遇到过这样的家长，以往家中训练孩子时，自己体会的训练方式中都包括了"口型"的训练，以至于他们来到治疗室时会向我们说明"孩子说话的时候口型不对"，希望我们能够纠正孩子的口型问题。其实，实际情况远非家长理解和认为的。

镜子的作用

语言治疗室治疗桌的前面通常会有一面镜子，镜子的大小以容纳治疗师和小朋友并排坐时的影像为原则。语言治疗课中，我们会要求小朋友从镜子中看到自己或是同时看到自己和语言治疗师，目的是让孩子从镜子中学会观察自己的和老师的表现，是希望孩子在语言治疗中能够学会使用视觉提示并能够获得自我反馈的信息。

给家长的提示

家长需要看到治疗室中设置镜子的目的，是希望孩子可以学会观察治疗师和自我观察并从这种观察中获得到学习信息和反馈信息，能够做到自我修正，提高学习效率。因此可以在家中利用刷牙、洗脸的照镜子机会，或者在做游戏的过程中融入一起照镜子的活动；对于大一点的孩子就可以要求他们对着镜子练习。"照镜子"尤其适合唇部发音的练习（声母：双唇音 b、p、m；唇齿音 f 的构音练习；声母与齐齿呼、开口呼、撮口呼韵母结合的构音练习）。

注意事项

家长需要确保孩子面对镜子时，他的眼睛是注视着镜子中的自己（至少在练习的时候），否则镜子就无法发挥它的作用了！

"素"的桌面

"素"的桌面有两层含义，一方面是指桌面的颜色为素色，另一方面是指桌面上不要放置其他的物品。语言治疗的教具最好不要放在治疗室的桌面上，而是选择放在另外一个地方并把它们都罗列出来。孩子既可以看到大部分的教具，又不能随意去拿那些"有意思"的东西，这样可以提高孩子来治疗室上课的兴趣。还可以安排由孩子选择他们感兴趣的治疗工具，这对于孩子来说是非常有意思的体验。另外，在另一个地方存放教具也是为了防止本次治疗活动选择之外的教具会影响孩子学习时的注意力。

给家长的提示

当与孩子特别是较小孩子的游戏互动沟通、语音练习时，可以借鉴此环境物品设置的办法。让孩子看到他们喜欢的玩具，但是需要放在他们不能拿到的地方，首先尽量在一个互动过程中只使用一个玩具（可以选择由多个部件组成的玩具，如乐高、拼图等）。当孩子还想要其他玩具时，即是出现沟通的愿望和表达需求，这就出现了利用语言和练习语音的机会。

注意事项

虽然我们在家中互动和练习可以跟随孩子的引导，但是这样的跟随是控制在一定范围之内的，而控制主要体现在家长对练习环境的控制和安排，并不是对孩子本身的控制。

语言治疗中的小误会
——"语言治疗"不是"拼音教学"

汉语拼音是汉语语音的符号系统，是汉语汉字注音拉丁化方案。在语言治疗"音的诱发"阶段，以"单个声母"为目标音时，很多听过语言治疗课的家长会认为这是在教小朋友汉语拼音。

在课后甚至还没有离开语言治疗室时，家长就已经开始不自觉地使用学校教拼音的方式来帮助小朋友练习了，而结果常常是小朋友仍然发出的是错误的音，让孩子和家长都十分受挫。明明刚才老师（语言治疗师）在旁边时可以发出正确的音来呀！

为什么会这样呢？

（1）当听到别人发单个音时，我们常常会不自主地想到汉语拼音里的对应符号，因为那个拼音的符号早已经根植在我们的大脑里了。所以治疗师在教发音时，听起来像在教"汉语拼音"。

（2）家长只注意了"发音的结果"，并有没有关注"发音的手段"，语言治疗师通过"诱发技术"（诱发技术中会有很多方法）来帮助小朋友发出了正确的音，并且能够在发音之后给予"反馈"和"强化"，这两点是语言治疗中很关键的过程，也是与汉语拼音"跟读"式教学最大的不同。

（3）而这个过程通常是家长观察不到甚至忽略的部分。之所以观察不到，是因为这与大众认知中学发音的方式并不相同。在很多时候，"诱发"和"强化"两个步骤已经融入和小朋友的治疗游戏中。家长有时会认为使用"诱发技术"教会小朋友发音，给予"反馈"是语言治疗师耐心和友好的表现，而并没有发现"友好"和"耐心"的背后其实已经在使用语言治疗技术了。

家长如何旁听语言治疗课

家长要多多关注"发音手段"而不是"发音结果"，看看老师是怎么帮助孩子把正确的音发出来的，老师是如何应对孩子注意力不集中的……

语言治疗中的小误会——会说不是会用

很多观看过语言治疗课的家长都会反映一个问题，不是在治疗课中说得好好的，为何一回家就还是老样子呢？

一般会有两种情况：

第一种情况 认真的家长通常会记下课堂中语言治疗的方法，并且回家帮助孩子积极练习，但是使用的方法一样，结果就是出不来课堂中的正确发音。

这是因为语言治疗课中的发音是在老师的"方法"+"提示"下完成的，如果回家后，家长只模仿了老师的"方法"，而没有根据孩子的表现在"方法"的运用过程中给予及时的"提示"，结果常常是不能获得正确发音。

第二种情况 在家里说话和以前一模一样，和课堂中表现一点也不一样，家长通常会认为孩子在家"不够认真"。

这是因为家长要求的发音情景和语言治疗课中治疗阶段并不同步。在语言治疗中，目标音诱发成功后，进行音的类化治疗。而类化治疗是指通过练习使"目标音"在不同情景下（不同的韵母情景，不同的词汇、短句、句子、自然对话）均可自如使用。这些不同的情境则是不同的治疗阶段。有的时候语言治疗课堂中仅仅处于"词语"阶段，而家长在家中要求的则是"自然对话"阶段的使用，显然孩子还没有达到那样的熟练程度。

语言治疗师在孩子发音正确时常常会给予正反馈（可以理解为鼓励）。正反馈有很多的形式，它能够帮助孩子持续地去做"比较困难"的事情（学习新的发音），但是在家中，家长常常没有这方面的意识，缺乏正反馈的行为当然不容易坚持！

解决策略 严格按照语言治疗师的要求执行家庭作业，并按照孩子的状态和治疗阶段设定适宜的家庭作业目标。当孩子正确发音时，学会鼓励孩子。

/l/和/n/说不清（1）——舌系带当了替罪羊

家长最关心的三大问题与舌系带

如果将语言门诊家长们的问题排个序，他们分别是：

舌系带问题——"金榜题名"之第一

舌系带问题绝对是中国家长心中之痛。通过多年科普宣教，家长们尽管满脸疑惑，但也能耐心地听我们解释说明了。

与多年前，因家长不能接受说话不清不是因舌系带过短引起，甚至摔门而去相比，我们多少还是有些成就感的。

卷舌音问题——原来也是担心舌系带问题

很多家长在描述孩子说不清的表现时，都会使用"我家孩子不会发卷舌音"，恰巧，这个"卷舌音"与家长们以为的"舌系带过短"形成了非常完美的逻辑印证关系——因为"短"，所以"不能卷"呀；因为"不能卷"，所以"不会发卷舌音"，这听起来很合情合理吧！

/l/和/n/问题——还是担心舌系带问题

尽管从语音的使用频率上，/l/和/n/绝对不是排名靠前者，但是从家长对/l/和/n/在乎程度上，无论是初次就诊，还是语音治疗中，家长的关注都是持之以恒。

家长会有理有据，振振有词地说："孩子/l/和/n/不分，孩子发不出/l/，孩子不会抬舌头，孩子舌头下面的东西把舌头牵住了！"

从语音发展、声母习得看/l/和/n/问题

多项研究表明，声母是早期汉语儿童语音习得过程中最容易出现偏误的部分，

因而声母偏误现象在早期儿童声母习得中普遍存在，并且有规律、成系统。

哪些问题最常见？

后置构音（"兔子"说成了"裤子"）、前置构音（"哥哥"说成了"的的"）、交叉（这个以前没有说过）是最常见的偏误类型（语音处理策略，音韵历程），合计超过了70%！

以上结论是来自于对2岁儿童研究的结论。

交叉是什么呢？

特指/n/和/l/；/h/和/f/的替换使用！但是，/n/和/l/的交叉使占到了绝大多数，更有趣的是，用/n/替换/l/远远多于用/l/替换/n/——孩子更倾向于把"六"说成（niù），而不是将"牛"说成"刘"（liú）！

一般来说，/n/和/l/是发音位置相同（都属于舌尖音），发音方法不同，/n/属于鼻音，/l/属于边音。但其实，在发音时，他们的舌位特征是有精细差别的。

以2岁儿童为研究对象，学者们有如下认识：在发/n/时（比如：奶奶，拿）因为气流是从鼻腔中出来，因此只需要舌尖抬起，而不需要翘起，整个舌上抬，与硬腭前部平行接触。

孩子在发/l/时（比如：姥姥、来、了），因为气流从舌头一边或是两边出来，舌尖需要稍微翘起，舌面需要微微下凹；看到这里，家长们是不是找到知音了？你看，我们早说了孩子不会翘舌头吗？不会翘，是下面牵住了，当然要剪！你都说，/l/需要翘舌头！

家长朋友们，请耐心往下看：

问题其实不是能不能翘，而是前伸与翘起同时完成能不能协调，这个"协调"对于幼儿是有困难的！早期儿童的舌移动机制还没有完全成熟，舌后举能力的成熟要早于"前举"的能力。

原来幼儿们用/n/替代/l/是发育问题……早期儿童声母习得偏误现象的影响因素主要为生理原因，即受限于脑神经细胞结构的发展及发音器官的生理成熟度。

张秋云老师的书中曾提道：一些研究表明，脑神经系统的各种结构发育时间按一定的顺序进行，甚至各神经结构内部不同细胞分化也存在时间的差异，这种脑神经细胞结构发展的次序特征应该与语音要素习得次序和偏误有密切关系。不过，与发音器官相连的神经系统如何支配构音肌肉群的协调，目前还没有找到他们之间的细致关联，因此声音习得偏误的生理解释还有待于脑神经系统研究的进一步发展。

因此，当家长们发现孩子，特别是幼儿/l/和/n/说不清，用/n/代替/l/时，不要再去找"舌系带"的事了！

事情往往没有那么简单看完上面的部分，家长们可能又会问：你说这是发展问题，可是大孩子怎么也分不清呀？我也分不清呀？确实，这一现象还真不少见！家长们可能还记得，我是如何问诊，"你们是南方人吗？""家里谁主要负责带孩子？他（她）说话时/l/和/n/能够分清吗？"。

为何要这样问呢？除了声母习得语音发展问题，/l/和/n/说不清还真有历史和现实原因！

/l/和/n/说不清（2）
——有些事儿是命中注定

关于/l/和/n/分不清，有的大孩子分不清，有的大人也分不清；有的人仅是个别含/l/，/n/的字词会出现错误……门诊问诊，为何要问你是哪里人？为何要问带孩子的人是哪里人？/l/和/n/说不清的历史和现实原因，在这里揭晓……

婴儿天才的语言能力

1岁以前，婴儿具备学习世界各地语言的能力。但是，婴儿的大脑会根据他所在环境里的声音（母语）进行统计分析。他们对语音的感知会根据这个环境中的声音发生巨大变化，这种变化分为两个方面，一个是对非母语语音感知能力的退化，另一种是对母语语音感知能力的增强。

脑科学和神经科学的研究表明，在1岁以前，是婴儿各种分辨能力发展的关键时期。而对于语音和语言的发展，大脑的皮层和神经都会根据自己所处环境的语言（母语）来调整和发展。随着对母语感知和辨音能力的增强，出现了婴儿期语音发展的咿呀学语阶段。

婴儿期后对母语及非母语学习能力的变化

尽管存在"退化"或是"非母语语音的丢失",但是这并不代表在婴儿期后就没有学习其他语言的能力。这里的"退化"或是"丢失"只是相对于婴儿期的能够学习全世界各种语言能力而言,在较大年龄,这种能力只是下降,但仍然存在。

语音本身的特质是能否习得的关键

非母语中,两个语音的"区别特征"(即发音位置与发音方法)越相似,分辨的难度就越大。语言学家称为"感知同化模型"。可是,在同一母语环境,学习非母语的人之间还是会有很大的差别。

学习者自身的能力是能否习得的关键

任何事情都是有主客观原因的。有学者的研究表明,人们对非母语的学习能力,还和普遍的认知能力有关。

在发音方式上,/l/和/n/均为舌尖音,具有相似的"区别特征",在发/l/音时,/l/口腔器官的协调难度比发/n/更高。

如果在婴儿期,你或孩子的语音语言环境中并没有/l/、/n/清楚的发音使用示范,那么在这一辨音的关键时期,在你们的语言环境中,你学习到的只能是这个环境提供的/l/、/n/发音状态(可能混用,可能全部用/n/替代,可能个别使用错误);直到在年龄比较大的时候(幼儿园、小学、家长认为需要纠正发音不准时),重新学习/l/、/n/的发音。这时候,就好像学习区分一门外语的发音。两个音本身类似的特质决定了区分两者并不简单;同时,个人的认知和学习能力也影响了最终是否可以成功习得。这就是为什么/l/、/n/的问题会集中体现在一类人群上。

当你(特别是成人朋友们)发现自己这些问题时,首先要坦然接纳。如果你的语言环境如此,就表明这些使用在你的语言环境中可以实现其沟通功能。可是,如果你想把普通话说好,或是希望孩子比我说得好……

那只能努力再努力了!

从不会说"哥哥"谈语音语言治疗是如何进行的

孩子说不清"哥哥"具有代表性，很能反应家长们共同存在的疑问，因此，本文用"哥哥"的前置化治疗，说说语言治疗的过程。

评　估

经语言评估确定诊断后，才可进行语音语言治疗。

有的家长一进治疗室的门就会说，我孩子只有"哥哥"不会说，便要求给孩子治疗。

一定要经过完善的评估才能全面了解孩子可能存在的问题。特别是对于"哥哥"前置化的孩子，有一部分孩子会出现"g，k"声母和韵母"u"（包括含有u的各类韵母）组合时，表现为双唇音替代，比如会把"苹果（guǒ）"说成为"苹buǒ"，"裤（kù）子"说成为"pù子"等。

语音语言治疗分两大部分：语音治疗主要针对咬字不清；语言治疗主要针对语言整体效果和表达能力。是否要进行语言治疗取决于评估后的诊断。

存在"哥哥"前置化构音的孩子，也分为两种。一种是孩子仅存在此类构音问题，不伴有其他问题的。像这类儿童，治疗周期很短，3～5次治疗即可熟练掌握；若是成年人，方法一经掌握，甚至1次治疗也能收到很好的效果。另一种是孩子伴有其他构音问题或语言问题，甚至行为、情绪问题，那么治疗的内容和周期会有很大的不同，这也是为什么不能向家长精确表示整体治疗周期的原因，只能根据经验提供一个可能的范围。

治　疗

步　骤

步骤1. 利用语音语言病理学理论、方法、技术在治疗互动的过程中诱发"目标音"。

诱发目标音是语音治疗关键的一步。至于诱发目标音的方法是否有效，或是如何让诱发目标音的方法产生效果，这取决于治疗师和家长对诱发方法使用后孩子的表现的观察和判断，以及依表现需要采取的下一策略的选择和实施。

步骤2. 目标音诱发成功后，进行音的类化治疗。

步骤3. 类化治疗是指通过练习使目标音在不同情景下（不同的韵母情景，不同的词汇、短句、句子、自然对话）均可自如使用。

步骤2和3，其实是解决孩子在课堂已经可以说出"哥哥"，但是在生活中仍然不能正确使用的问题。这时候，家长在课后需要执行治疗师布置的"生活关键词"的作业，比如：把"行不行？""好不好？"的问话方式改为"可不可以？"。这样就增加了很多自然对话中使用的机会，先从一个目标音的练习开始，再扩展到多个目标音。

周　期

传统方式是一对一进行，每次25～40分钟，每周1～2次课。

小朋友注意力集中的时间非常有限，有资料显示5岁的孩子完全集中的状态最多能够持续15分钟，因此语言治疗也需要遵循此客观规律，40分钟的课程中也常常需要加入游戏的内容。

语音语言治疗需要持续一段时间，是个过程，过程的长短主要与语音/语言问题的多少、小朋友的状态（学习能力、是否伴有其他问题等）以及家长的配合相关。

语音治疗对于孩子来说，是一项有挑战性的任务，是一个克服困难的过程，也是小朋友成长的经历。因此家长不应过度纠结时间和周期，也不应对此有很大的压力，否则焦虑的情绪也会影响到孩子学习的信心。即便伴有其他问题（行为，情绪，学习能力等），也应该在此过程中学会看到孩子点滴的进步，学会有效鼓励孩子的方法（看看治疗师是如何和孩子说话的），并和孩子一起面对、克服一个个问题。

方　式

面对小朋友（大朋友）的语言治疗通常是充满乐趣的，在设计好的"游戏"课程中加入治疗的内容。

比如用"g，k"的字卡和小朋友猜谜语，同时在练习使用目标音方面，比直接进行图片命名更有难度。

语言治疗通常会使用一些教具，如：卡片、印章、绘本、拼图等。

相信越来越多的家长已经能够看到和理解教具的使用在治疗课程中的作用了。比如《大卫，不可以》就是"/g/、/k/"前置化治疗中使用的绘本之一。

每次语言治疗后需要与家长座谈 10 ~15 分钟，指导家长如何参与语言治疗以及如何促进语言治疗的效果等（如何减少治疗中发现的行为问题）。

希望家长能够做好笔记，比如可以写成"老师提出的问题"和"家中的执行方案"，并且对家中的执行效果在下一次课程中与治疗师进行沟通。

腺样体肥大与说话

腺样体是咽腔里很"特别"的结构。很多孩子都曾受到扁桃体发炎的困扰，这绝对是儿童常见、多发病，很多家长对其基本治疗、病程转归都具有相当经验，因为，它很容易看见！相反，腺样体要显得神秘很多，因为通常看不见它。可是，如果家中有"睡眠打呼噜"的小朋友，想必，你对以下内容并不陌生。

儿科医生建议：孩子需要去耳鼻喉科就诊，因为需要检查腺样体是否肥大。耳鼻喉医生会问："孩子经常流鼻涕，有慢性鼻炎吗？"会让你带孩子拍摄鼻咽侧位片来了解气道受阻状况；最好进行呼吸睡眠监测，了解气道阻塞对睡眠的影响；还需进行中耳功能检查，了解咽鼓管功能是否受影响；还要请口腔正畸科医生评估，腺样体肥大是否对面部生长发育带来影响……

腺样体是什么？

腺样体是一团淋巴组织，位于鼻咽顶壁与后壁交界处。张开嘴发"/a/"时，位于软腭的后面。正常生理情况下，儿童 2~6 岁时增生最显著。反复炎症或周围组织炎症长期刺激，可导致腺样体病理性增生，造成永久性肥大。10%~30%孩子可能出现腺样体肥大。可引起多种临床症状或并发症。

如上文提到的各类检查和各类问题都是腺样体肥大可能造成的影响，其中最主要且危害最大的是儿童呼吸睡眠障碍（睡眠打鼾，呼吸暂停）。若长期未得到治疗，儿童睡眠及生活质量均将明显下降，大脑将处于慢性持续缺氧状态，引起认知功能的减退。

腺样体肥大为什么会影响说话？

腺样体通常为不规则形的。若腭咽闭合是软腭与腺样体接触，腺样体肥大对腭咽闭合及发音可能造成影响。软腭在与不规则的腺样体接触的时候，在接触平面形成点面结合（本来应该是软腭和咽后壁紧密面面结合），点与面的两侧产生空隙，形成边缘性腭咽闭合不全，就会产生相应症状。但同时，过大的腺样体（常伴有扁桃体肥大）又成分为了发音时共鸣腔的"阻挡物"，孩子的共鸣音质从而受到影响。

腺样体肥大影响说话的表现

扁桃体过大时，影响说话时软腭运动，咽侧壁活动，导致腭咽闭合不全，出现声音不明亮（共鸣问题），甚至咬字不清。

腺样体、扁桃体切除术是儿童OSAS（呼吸睡眠暂停综合征）的一线治疗方法。故腺样体、扁桃体切除术后，因腭咽结构的改变（手术切除，咽腔变深），患儿会出现暂时性腭咽闭合不全，表现为鼻音，时间一般是持续几个小时但是不超过6周。只有极少数情况下因为瘢痕或是疼痛，不能或是不敢使用腭咽结构而导致错误发音。所以，当手术后出现暂时的声音变化，家长也不必担心。

语言治疗师的医嘱

当发现孩子睡眠打呼噜、慢性鼻炎等，及时到耳鼻喉科就诊。经耳鼻喉科医生评估是否存在腺样体和扁桃体肥大，及是否接受相应治疗，避免盲目等待。同时进行语音评估，了解是否对发音产生了影响。若扁桃体、腺样体切除术后6周，可在语言门诊复诊；若孩子同时有腺样体肥大和咬字不清，更应尽早就诊。

说说孩子"晚说话"的事情

我们经常听到家长说:"孩子太小,是不是长大一点就好了?孩子太小,来了如何评估?孩子太小,现在就要开始治疗(干预)吗?"

多小才算小?

多大才算大?

在语言门诊中,这不仅是家长关注的问题;也是专业人士长久以来研究并需明确的问题!因为,尽管绝大多数孩子在时间这条长轴上会呈现比较一致的发展水平,而那些不同程度偏离这个时间点的孩子,该如何发现,该如何对待?

怎样才算说话晚?

按照正常的发展历程,12~15个月,孩子开口说话,发出第一个有意义的单词,如果晚于这个时间,多晚才算晚呢?如果孩子在2岁的时候,连50个词汇都无法表达,就认为不在正常范围内。我们常使用"父母报告法"来测量表达性词汇。

晚说话的孩子多吗?

在2岁的孩子中,大概有15%的孩子会表现为开口较晚并且表达性词汇习得缓慢。在18~23个月的孩子中,晚说话孩子的比例占到了13.5%;在30~36个月的孩子中,晚说话孩子的比例会上升到17.5%。

为何这样认定?

著名的语言病理学家Paul指出确定一个小于2岁的幼儿是晚说话者应该是非常谨慎的。这是因为按照语言习得规律,12~15个月时词汇的学习比较缓慢,到

18个月，大概每个月仅能学习10个词。从18~20个月开始，词汇学习速度加快，出现词汇爆发期，新词的学习开始以天为时间单位。因此，2岁时（24个月）时，在表达性词汇数量上仍然表现为且仅表现为落后，就可以确定是"晚说话"的孩子了！因为别的孩子都已经快速增长了！

晚说话孩子的表现如何？

晚说话者是指在18~35个月时儿童语言水平差于同龄人。具体表现如下：

表达性词汇较少

晚说话的孩子在12个月的时候就呈现出词汇学习的缓慢。大多数晚说话的孩子在30个月时仅能学会30个单词或者更少，且词汇爆发期的出现也较晚，也可能包括理解词汇的能力较差。排除诸如先天性、神经性、社会情感性等方面的缺陷。

手势使用较多

晚说话的孩子在使用手势方面，与其同龄孩子相比并无差异，反而可能会使用更多的手势来进行沟通。

社会情感发育较差

Horwitz的研究显示，晚说话的孩子在30个月时，会表现出情感问题和较差的社会竞争力。随着孩子表达性语言的改善，此问题可逐渐改善。

为什么会有这么多晚说话的孩子？

可能原因一：遗传因素

家族史（家族中有语言障碍的人）和出生低体重是发生"晚说话"的遗传因素。有家族史的孩子成为晚说话者概率是没有家族史孩子的2倍。

可能原因二：亲子互动缺乏回馈

父母对待发育迟缓孩子的语言行为是有别于那些语言发展正常的孩子的，而这种差异主要表现在与孩子互动的"质"方面，而并非"量"方面。研究发现，语言发展迟缓孩子的父母更喜欢开启一个对话或介绍一件事情，而不是去回馈孩子说了什么。

晚说话孩子的父母更喜欢介绍或是改变话题以此来促进孩子有更多的"说话"的机会，反而没有提供一个有利于孩子参与的语言环境，父母也没有示范一种良好的沟通方式。因为较少给予孩子反馈，也就意味着，较少跟随孩子的引导。因此，晚说话孩子的父母，是他们自己更改了沟通方式以适应孩子的语言技巧。有学者描述，这是一个"特殊的反馈循环"。孩子与照顾者之间缺乏互动，故而加剧了孩子语言学习的困难，在语言的习得方面将更加不乐观。

可能原因三：父母压力巨大

父母的压力巨大常常使孩子处于不利的语言学习环境之中。晚说话孩子的父母压力是其他典型发展孩子父母的 2～3 倍。较高的压力也常使家长无法更好地照顾孩子。

可能原因四：家庭社会经济地位低下

母亲的教育水平、家庭的社会经济地位、父母的职业、父母的性格甚至是父母的精神健康程度都可能是孩子成为晚说话者的影响因素。

孩子晚说话时怎么办？

晚说话该如何对待？

对晚说话的孩子而言，重要是"早发现、早干预"。早发现是指 2 岁时，如果孩子连 50 个词汇都无法表达，就可以认为孩子不在正常范围内；早干预是指在幼儿期就开始干预。在"晚说话者"的原因分析中，"亲子互动缺乏回馈"是最易实施改善的切入点。

复杂性的表现

复杂性之一：诊断需要多学科参与

能够来就诊的家长只会告诉你"孩子说话晚，能够表达的较少或是说不清楚"，但是否具有其他方面的问题，需要言语语言病理医生严格按照诊断流程进行鉴别诊断，往往需要跨学科诊疗等。

复杂性之二：语言的多个层面常同时发生问题

临床上很多幼儿以"咬字不清"就诊。对于一个年幼的、本身正处在语言快速发展期的孩子，比起"语言理解能力、词汇量"，父母对"咬字不清"更为最敏感。通过问诊，不少孩子其实也是"晚说话者"。但是，目前人们对语言各层面间的相互关系，尤其是语言发展早期的关系了解得并不多。

一些研究显示：19%的晚说话者，未来存在句法问题而不是词汇和音韵问题。同时，20%的语音障碍患者也会表现出句法、词汇和语用的问题。语音和语言问题的同时发生又会影响自然音韵历程的发展以及对治疗的反应。而通常的解释是，一个主要的缺陷会影响语言的其他方面。

如何尽早确定多重问题？

家长通常能够确定2~3岁孩子的生长发育是正常的，但他们常无法判断孩子的语音语言处于异常状态。家长常常不愿意承认孩子在很小的时候就存在"说话"问题，总认为"长大就能说好"，因此常常被动等待！家长应留心观察孩子的语言发育，发现问题时积极就诊。

如何能够尽早确定问题的存在？研究表明，若在语言发展早期，幼儿存在语言理解能力、共同关注能力、辅音广度、音韵错误类型总数、词语模仿能力的问题时，则提示孩子存在"语言学习困难"以及"语音障碍"。以上问题均由言语语言治疗师评估和诊断！

词汇发展干预从哪里入手？

词汇习得具有重要意义，从语言各区块的相互关系来讲，词汇学习能改善咬字不清（构音和构音的问题）。研究表明，词汇学习能够扩展辅音广度；接受词汇干预的孩子对语言治疗有更好的反应。家长干预词汇发展的方式可参见本书第三部分的相关内容。

有研究表明：接受培训的妈妈，给存在语音语言问题的2岁孩子早期干预。当孩子3岁时，干预组75%的孩子已经能在正常范围内表达语言，而非干预组仅44%的孩子达到了要求；干预组仅8%的孩子最终被诊断为语音障碍，非干预组26%的孩子被诊断为语音障碍。这一研究显示家长参与的干预治疗会大幅度减少后期孩子对治疗的需求。

第三部分
家长如何当好孩子的第一位语言老师

趣说语言前期的发展

父母遗忘的时光

在我们的语音门诊中,如果向父母们询问孩子出生后关于"声音"和孩子做过的事情。对此,绝大多数家长没有记忆,但如果向父母们询问孩子说出的第一字,家长们往往都会记得。

很多家长会总结"那是一段吃、睡、长的日子",关于其他的,真的没什么特别印象!

赶早不赶晚——胎儿期的准备

殊不知,那些几乎被父母们遗忘的日子,其实小婴儿们已经在为语言的学习做着各种准备。而这一准备其实在更早的时间已经开始!在怀孕6个月时,胎儿就可以听到妈妈的声音了,声音由骨骼传递到达子宫。

出生前,他们就已经听了好几个月的母语了。这也就是为什么新生儿更喜欢妈妈的声音和自己母语声音的缘故。对妈妈声音和母语的偏好会为孩子带来更多的语言学习机会。

宝宝们努力之一——沟通尝试

出生后的婴儿进行着语音和语言学习的各项准备。一方面他们尝试各种可能的沟通行为，另一方面开始识别和理解自己环境中的语言。

小婴儿是如何开始尝试沟通的呢？

婴儿甚至是新生儿对人都会很感兴趣，慢慢地他们的头会转向声音，他们会看着妈妈的脸颊、对着妈妈微笑，用不同的哭声表达自己不同的需求，会发出不同的声音，会盯着自己的奶瓶和勺子……

父母们可以留心观察你们的孩子：

他们会用眼神交流，眼神会在妈妈（绝大多数情况下孩子的看护人是妈妈）和他注意到的物品间转移。

他们会用手势，比如：手掌一开一合来要求自己的想要的东西。

他们会用发声来表示对东西的需求，而这个声音不是父母教授的，而是自己发展出的声音信号。

他们会在表达沟通意图后，等待妈妈的反应。

他们会不断地尝试沟通，甚至修正自己的方式，直到妈妈理解自己的意图。

出生后，通过一段时间的磨合，妈妈们常常能第一时间理解孩子的意愿。不要小看这些自然的过程，其实这已经意味着小婴儿在出生后开始学习语言了，远远早于他们所能说的第一个单词。

婴儿们通过沟通尝试形成社会互动，学会了表达需求的方式，并在与母亲沟通尝试的过程中，修正自己的行为，最终实现自己的沟通意图。所有的沟通会因结果的实现获得反馈和强化，并可能在下次沟通互动过程中，学习到更多更有效的沟通行为（如不同的手势和多样的声音）。

沟通尝试不仅仅是语言学习的开始，当下的沟通能力更是对未来语言发展的最好预测指标。

"宝宝语"的精妙之处

当妈妈对孩子说话时，妈妈语音和语言都发生了有趣的改变，她们常常使用"宝宝语"。即使不经常与孩子接触的其他大人，一旦与小婴儿对话时，也会使用这种方式说话，而且这种转换很自然，有时甚至是自己也完全没有意识。

"宝宝语"常常音调更高，会更加抑扬顿挫，重音更加明显。有明显韵律特征。虽然世界各地的语言不同，但是许多语言的宝宝语都具有非常相似！

但是这还不是最重要的，研究表明，比起那些没有情感的抑扬顿挫声音，小婴儿会更加喜欢积极的、开心的声音，他们在开心的话中会学习得更好！瞧！妈妈们满满的喜爱和积极的情绪多么重要！

为什么大家会对小婴儿说宝宝话呢？研究显示，婴儿喜欢宝宝话，甚至是在他们出生才 2 天的时候。而且尤其喜欢开心和积极的宝宝语！因此，在婴儿与母亲彼此互动反馈的过程中，妈妈当然要选择说宝宝语！这能够维持彼此更多的关注！这同样是语言学习的重要基础。

宝宝们努力之二——模仿

小婴儿自出生起就模仿能力就开始发展，这是一种与生俱来的能力。其实大家不难发现，社会互动是模仿的前提，没有观察、关注、倾听就无法模仿（不限于语音的模仿）使亲子互动向更具有效的方向发展。

一切都是最好的安排

各种能力的发展和口腔空间的变化，使得婴儿在进入咿呀学语期时（6 个月以上）能够发出类似于成人的辅音 – 元音结构的声音，并且在时长以及音调等方面更加接近于成人的语音。它们可能是"mama""baba"或是"nana"等。

当小婴儿发出此类声音时，家长们会更加乐意对这些"能够被赋予意义的声音"表示喜爱，并给予更有利的回馈（更高兴的表情，更富有情感的动作和声音）。这也为什么很多家长非常确定自己的孩子在半岁的时候就已经会叫妈妈、爸爸的原因！

此时，小婴儿的理解能力也在逐步提升，他们已经能够理解 10 ~ 15 个单词。理解能力的提升，再次促使了妈妈与孩子互动效力的提升，从而促进以上各种能力的协同发展。直至发出第一个有意义的字（约 12 个月左右）。

在这个几乎被母亲们遗忘的过程中，我们不得不感叹人体结构设置之严谨，也不难发现，在这个多因素相互作用的过程中，妈妈在语言发展中发挥着多么重要的作用！

她需要在孩子胚胎期时，保证有足够的"妈妈的话"的输入；

她需要在孩子出生后，就使用抑扬顿挫的"宝宝语"与孩子说话；

她需要保持自己良好的心理和情绪状态，积极地、开心地与孩子对话；

她需要积极观察和倾听孩子的动作（面部表情、手势）以及声音，以便及时识别孩子的"沟通意图"并给予积极的回馈；

她需要发起互动（游戏），并保持积极的反馈；

她需要学会等待，让孩子表现出更多他学会的东西。

……

对于正常发展的孩子，如果想让孩子拥有更良好的语言发展，父母尤其是妈妈们在语言前期的陪伴互动与进入语言期的孩子的互动是很重要。孩子们说话的事情，不是在说出第一个单词后才开始；想让孩子拥有优异的语言能力，更不是从幼儿园起才开始做功课！

而对于那些已经确定存在语音语言发展问题的孩子，若语言前期就开始着手干预，也一定能够为未来的康复打下坚实基础，减轻障碍对孩子带来的限制！

儿童语言发展历程

婴儿的沟通尝试

婴儿甚至是新生儿对人都会很感兴趣，慢慢地他们的头会转向声音，他们会看着妈妈的脸颊、对着妈妈微笑，用不同的哭声表达自己不同的需求，会发出不同的声音，会盯着自己的奶瓶和勺子……

沟通的尝试（手势、身体语言、眼神、声音等），不仅仅是语言学习的开始，当下的沟通能力更是对未来语言发展的最好预测指标。

第一个有意义的词

在咿呀学语期，小婴儿的理解能力逐步提升，他们已经能够理解10~15个单词。理解能力的提升，再次促使了妈妈与孩子互动效力的提升，从而促进以上各种能力的协同发展。直至发出第一个有意义的字（12个月左右）。因此，如果孩子2岁时还不说话，可初步判断孩子存在语言发展迟缓。

头 50 个词及以后

1岁左右出现头10个口语词汇；2岁左右出现头50个口语词汇，此时孩子能够理解约200个口语词汇。50个口语词汇主要来自幼儿的生活环境，包括人物名称（爸爸、妈妈、爷爷、奶奶自己的名字等），幼儿生活用品（衣服、奶瓶、玩具），食物，身体部位，动物（声音及名字）、简单动作等不同类别。

如果孩子头50个口语词汇出现的时间较晚，增长的速度较慢以及数目过少都认为存在语言发展迟缓。幼儿在习得早期50个词汇时，相对速度较慢。习得后，词汇量将呈现快速增长。

因此，一般来讲，在头50个口语词汇阶段，我们每天教授2~3个口语词汇即可，而在头50个口语词汇阶段后，可每天可教授7~10个口语词汇。词汇的习得在幼儿期语言发展具有重要的地位。

2岁后发展简单句型，如"妈妈抱抱"（两词句）；3~4岁（幼儿园中班）则发展出句法，并且句子的多样性增多，能够进行对话；4~5岁（幼儿园大班）时能够讲故事，具备一定的叙事能力。一年级具有的叙事能力提升；二、三年级时能够叙述完整的故事，包括时间，地点、人物，事件，能讲清故事的因果关系；四、五年级时能进行大章节的表述和书写，叙事具有逻辑关系，并且能够包含感想。

语言习得观点简单说

胎儿6个月时，就可以听到妈妈的声音。自小婴儿出生，一切惊人的变化便持续地发生着……4个月的婴儿便可察觉"说话"中声调的变化；18~24

个月的婴儿能够辨识嘴部运动及伴随这些运动所发出的语音；2～5岁是语言中音韵、句子结构（句法）、意义（语意）和语言运用（语用）增长最快的时期。幼儿2岁时开始说两个字词的语句，但到了5岁，就可以描述包括过去、未来信息在内的长句。幼儿2岁时，仅具有约200个词汇量，但到了5岁时，字词汇量增长到近2000个。4岁左右儿童就能掌握其母语中大部分的发音方法。3～4岁的儿童能配合听者语言程度以及听者的地位调整其发出的信息，并能用较为礼貌的方式请求他人。这些惊人的进步在短短几年内完成，婴幼儿到底是如何学会语言的全部要素的？

探索和发现学习语言的奥秘就是尽最大可能掌握语言的规律和要素，进而在出现问题时有解决和干预的基础。

20世纪，众多语言学家研究语言习得理论，形成了不同的观点。

行为主义观点

时间：1960年代

代表人物：斯金纳（Skinner，1957）

基本观点：认为语言学习依赖环境。

缺点：忽视了语言学习的内容。

贡献：

（1）现已经认定父母参与语言发展的重要性。

（2）结构化的行为技术广泛用于语言治疗，并成为语言障碍儿童众多治疗方案的基础。

心理语言/语法观点（天赋论）

时间：1960年代

代表人物：乔姆斯基（Chomsky，1957，1965）

基本观点：人类天生具有语言获得的机制，持续的语言输入能够进一步活化机制。

缺点：低估环境和认知发展的作用。

贡献：

（1）可解释幼儿看似神奇的能力，语言学习又容易又快，并且能够说出许多全新且具有语法的话语。

（2）提出持续语言输入才能活化机制。

（3）儿童在语言学习中是积极的、富有创造性的角色。

语意/认知观点（认知论）

时间：1960 年代—1970 年代

代表人物：皮亚杰（Piaget, 1952, 1964; Bloom, 1970; Rees, 1980）

基本观点：认知是语言发展的前提，儿童所能传达的意义是基于其认知常识。

缺点：无法说明认知能力适龄，儿童仍然存在语言发展迟缓的现象。

贡献：认知能力的发展决定了语言的发展；语言能力不能独立于认知能力而存在。

语用观点

时间：1970 年代—1990 年代

代表人物：韩礼德（Halliday, 1975; Bruner, 1974, 1975）

基本观点：将语言看作社会行为，应从语言社会功能的角度来分析和解释儿童语言习得的过程和本质。儿童在与社会的相互作用中习得社会语义系统，然后逐步习得儿童语言和成人语言。

缺点：没有解释沟通意图与语言结构是如何连接的。

贡献：

（1）将照顾者的互动视为语言学习的原始动力。

（2）具体说明了环境语言输入、照顾者塑造、回馈在语言习得中的贡献。

作为临床言语语言临床治疗师，该如何理解和使用多家观点呢？言语语言病理学家 Bernstein 与 Tiegerman-Farber 的观点值得借鉴（2002）：不同的观点（包括以上四种观点）有助于我们理解语言发展的模式，尽管每种模式并未充分发展，但我们仍然能够领悟语言的复杂性。可通过进一步的研究来统领四种观点（方法），从而提供完整的语言习得模式。

我们可将每一种方式视为对一个或一个以上发展阶段的最佳描述。在语言发展早期（婴儿期），语言功能应该是最为强调的内容；在幼儿期，认知及语法观点应较受重视。Owens 认为教师或是言语语言病病理学家必须依赖多种信息来源，而信息来源即指各种不同语言习得的观点。就如 Schiefelbuch（1978）所说，临床工作中的言语语言病理学家同时应该具有行为主义者、实用主义者、认知学家、语言学家、发展者及乐观主义者的角色。

临床语言治疗师应该属于所有的学术派别。理论学习，不仅是临床治疗师的必修内容，也是应对多样个体化诊断和治疗的法宝。理论学习不仅是临床治疗师学习的重要方法，也是最大限度发挥理论指导临床工作的捷径。

父母可以很好地促进孩子语言发展

父母是孩子的第一位老师。父母的言传身教对孩子的成长非常重要！"言传"和"身教"对于孩子语言发展更是无比重要！更确切地说，父母是孩子的第一位语言老师！

父母是如何在孩子的语言发展中发挥作用的？父母如何做才能更好地促进孩子的语言发展呢？父母到底能起到多大的作用呢？

父母在孩子语言发展中起到的作用是多样的！以下4个方面将影响家长对孩子语言发展的促进作用！

你有多少时间陪孩子玩？——父母与儿童的互动总量

父母与儿童早期互动总量的不同将会特别带来婴儿期语言发展的差异。

你给有沟通尝试的孩子多少回馈？——父母是如何回馈孩子的沟通意向的，包括回馈的数量和内容

回馈指使用语言方式或非语言方式对的儿童沟通尝试行为给予回应。如：你立刻参与了孩子的活动，或立刻与孩子有了眼神接触，这些都属于回馈的范畴。

你会经常主动与孩子说话吗？——给孩子多少语音语言刺激

多项研究显示了语言刺激的量与词汇量发展间的正向关系。同时语言刺激的"质"（包括母亲词汇的丰富程度以及句法的复杂程度）也将影响孩子的词汇发展水平。

你会专门有意使用一些方法促进孩子语言发展吗？——父母使用语言学习策略

母亲会自然地使用一些语言发展策略，如将事物与动作之间产生关联，能够在孩子所使用的语言基础上，扩展、增加词汇的使用，形成有结构的句子等。而这一自然行为在孩子语言发展中扮演着重要角色，有非常重要的作用。这应是关于"母性"的科学解释之一吧！

其实，如果家长仔细阅读了以上内容，就已经能够想到用什么方法来促进孩子的语言发展了！

以上对于任何一个孩子都适用。研究结果显示，那些存在语言发展障碍孩子的父母，他们在以上4个方面的做法都差于正常孩子的父母！

因此，需要辅导父母，特别是存在语言障碍孩子的父母，改变互动模式，改善语言刺激的方式，在婴幼儿阶段就干预孩子的语言发展，以降低其不良影响，促进其早期康复。

有时父母可以代替治疗师

当你参与孩子的早期干预时，你能够对孩子的语言发展起到正向促进作用！

孩子为在接收和表达性语言技巧、接收和表达性词汇、表达句法以及沟通频率等方面都会有提升。

父母对孩子语言表达中说句子的能力帮助最大。若父母接受了早期干预的培训，对于早期干预的效果有良好的促进作用。

形式和内容的统一绝不是说说而已

语言治疗师最神秘的武器就是治疗师自己的语言。它丰富多彩，变化多端；它高端精密，难以复制！当我们为孩子进行语言干预或是治疗时，我们所提供的"语言的输入"是最重要的。

语言输入的重要性不仅仅体现在了语言的"内容"上，也体现在了语言的"形式"上！作为一名语言治疗师，我们自身的语言是改变孩子最丰富、最灵活的"设备"！因而，我们必须科学、明智地使用它！

曾经旁听语言治疗课的家长，也一定发现了，语言治疗师说话的方法是真的有点不一样！治疗师说话语速慢，当然也清晰；经常还说相同的话，并重复地说！为什么要这样呢？这些表面的形式背后，存在怎样的道理呢？

语速慢

治疗师与儿童特别是幼儿对话时，会放慢速度，和与成人对话相比，每分钟说出的词语数目减少，并且在词语之间会有更长的时间间隔。

对正常发展儿童的研究显示：较慢的语速会帮助孩子减少在单位时间内要处理的语言单元的数量；较慢的语速，会为孩子提供更多的时间来规划和实施他们的语言运动能力。

对语言发展障碍的儿童而言，放慢语速能够提升他们对于新词的理解能力，并帮助他们学习新的词汇；放慢语速能够帮助他们学习语法；放慢语速对学龄期儿童的词汇积累和发展具有重要的促进作用。

对于"说话慢一点"，讲道理，摆事实并非难事！可这真是一件"知易行难"的事情！

当你面对一个多动且很难控制自己语速的孩子时，有意识地控制并放慢自己的说话速度，找到保持自己内心平静的方法是很重要的！这绝对是一件需要智慧，需要自我管理、自我锻炼并最终形成习惯这是语言治疗师的重要基本功！这样的方式和习惯是帮助孩子们有效的方式！

很多家长朋友，总认为自己不是专业人士，对孩子的语音语言问题无从辅导，不会帮忙，其实，简单的小事情往往蕴含着大道理！

重 复

"如果我说了一次，那么我会说上百次。"在教科书里这句话被定义为语言治疗师的座右铭。

研究显示，存在语言障碍的儿童在学习语言的形式（发音，句子的结构）和内容（语句的意思）时，需要比正常儿童更多地暴露于语言环境中！特定的语言形式与其非语言形式间清晰匹配的例子是语言学习的重要媒介。对于正常发展儿童，少量语言学习就已足够！但是，对语言发展障碍的孩子，他们需要在短期内获得更多的关于语言及其非语言形式间匹配的经验，才能习得语言。他们通常是低效率的语言学习者。

因此，在语言干预中，在短期内让孩子重复地、多次地暴露在语言的目标形式（目标音、目标句式）与其对应的非语言图像中是儿童学习的一个关键！

很多国际知名的经典绘本，其故事结构具有极高的重复性，而同时这些绘本也适用于语言治疗课程，"重复"的形式，也绝对是为了促进学习的"内容"而服务。这类绘本对于那些在语言能力上不佳的孩子更是早期干预教材的不二之选。

对于大人来说，重复即多余又无聊；但是，对于孩子来讲可不一样。相信很多家长，都有过孩子要求总读同一绘本，总看同一动画片的经历。我们应该尝试在相同的场景中用相同的方式说出相同的话，并且重复，这才是为孩子们提供最多"说话机会"的方法！

你先说得好，孩子才能说得好！（1）

在语言治疗的临床工作中，家长们常会表达出强烈地参与愿望，常会表现出切实地帮助行为。什么样的家长参与行为是有效地？什么样的家长参与行为是易于实施的？详细剖析治疗师讲话的方式和内容，就是用另一种方式告诉家长，你们也可以这样做！重要的不是做得与语言治疗师有多像！重要的是，家长们先认识到这样做是有意义的！

语调和词序——相辅相成

现实生活中，如果有人用夸张的语调说话，听起来感觉不自然！对语言正常发展的小婴儿，成年人会自动转换为"宝宝语"。几乎每个人都会这样使用，我们一旦面对一位可爱的宝宝，就会自然转为该说话模式。

如果成人对孩子说话，一般也会做出类似"宝宝语"的如下改变：一句话中有多个重音，会使用夸张的语调，但相比较于人们对"宝宝语"的接受度，会觉得多少没有那么自然！所以呢，并不是每一个人都会这样对孩子说话！

那到底是自然地说，还是不自然地说呢？先听听不自然的优点吧！

抑扬顿挫的语调能够帮助儿童尤其是较小的听众，直接捕捉到声音信号，并且帮助他们将句子中具有最重要信息内容的片段凸显出来。同时，抑扬顿挫的语调，会减慢说话的速度阅读。这样，每分钟说出的词语数目减少，而且在词语之间会有更长的时间间隔。

对语言发展障碍的儿童来说，他们更容易习得那些被夸张强调的词。夸张强调的字词对于语言形式（句法、音韵）的学习有特殊作用；抑扬顿挫的语调是为了提升儿童对语言形式的敏感度！因此，治疗师抑扬顿挫不自然的语调是有原因的。

形式和内容从来都是相互统一的。除了改变语言输入的"形式"，改变语言输入的"内容"也同样能够发挥作用！

变换词语的顺序是提升语言形式敏感度的另一方式。比如，教授孩子使用"人物在哪里做了什么事情"的句式。如：我在回家路上遇见了爸爸。为了教授在句子中表达地点的信息可以将状语成分"在回家的路上"置于句首，如：在回家路上，我遇见了爸爸。

可以使用问句强调地点信息，如问"你在哪儿遇见了爸爸？"。答："在回家路上！"

使用抑扬顿挫的语调，就需要改变大家普遍认为的自然说话方式。改变词语的顺序，以提升孩子对语音的敏感度，需要治疗师有改建语言环境的意识和构建语言环境的能力。

控制句子复杂度——过犹不及

当与幼儿说话时，句子的复杂程度通常是需要控制在一定限度之内的。

一些研究指出，在成人与儿童对话时，成人使用的句子比儿童使用的句子平均要多两个词素。与正常语言发展孩子对话时：父母们通常会使用更短的句子（与成人相比），并且在语义（意思）上也更加简单，他们会使用有限的词汇，但是能够呈现具体的事物以及孩子对周围环境的感受。但是，简单并不等于不完整。反而，成人与幼儿间的对话对比成人间的对话，句子开始会有更多的省略或错误。

完整并具有一定复杂度的语言输入形式，是正常儿童语言发展的重要环境！对于语言障碍儿童的"语言输入"，应该呈现怎样的形式呢？

尽管存在一些障碍，但这些孩子应该听到与正常发展孩子一样的语句。要对有语言障碍的孩子讲简单的，但是结构和意思完整的话语。特别是对于那些语言理解能力高于语言表达能力的孩子，在语言输入过程中，正确的语法及句子结构能够帮助孩子形成准确的听觉印象。

  语言障碍孩子需要在语言的学习过程中有更多的高暴露，不仅有数量上的要求，质量上的要求同样不能忽视。Hassink 与 Leonard 对证据的回顾分析显示，相比较于更简单的语言输入，孩子如果暴露在相对复杂且完整的语言输入环境下，他们能够表现对复杂句子更好的理解。

  过于简单和过于复杂的语言输入形式都是不恰当的。句子的完整性尤其重要。

  现实生活中，常见两种情况。其一，家长喜欢与孩子讲道理，而且是"大道理"。讲道理是应该，可是讲道理的语句比较复杂，且内容比较抽象就不应该。实际上，这种语言形式不太适合孩子，尤其是幼儿。其二，家长使用方言、"土话"时不太顾及听众，方言中的惯用语或是句子结构与普通话可能存在差异。对语言发展存在风险（如唇腭裂患儿）或是正在接受语言干预和治疗的儿童而言方言将会是一个不利因素。

  之所以称之为"家庭干预"，是因为这些方法并不是高科技，没有稀奇之处。家庭干预不需要您有高学历和高智商，只要您能陪伴孩子，您就可以实施，因为它们能够融入家庭生活，甚至它本来就是您和孩子生活的一部分。唯一不同的是，您需要带有意识地去做这些事情。这个意识包括，你知道为什么要给孩子说"这些话"，而不是另外的"别的话"，并且知道如何给孩子说"这些话"，并且能够对孩子的反应给予正确的回馈。

你先说得好，孩子才能说得好！（2）

  家长常常抱怨："在治疗室里，孩子什么都说，练得多好呀！一回家，他就不好好说了！"

  "怎么不好好说了？"

  "我们把在课堂中看过的图画书再看一遍时，他的回答完全与课堂中的表现不一样！"

  "不一样的地方在哪里呢？"

第三部分
家长如何当好孩子的第一位语言老师

"对着你都说一句话，对着我只说一个词！我让他说完整的一句话，他不愿意！"

每当和家长聊起孩子的"语言治疗家庭作业"进展如何时，很多家长都会如此表达，而且很确信地认为是因为孩子听老师的话，不听家长的话。孩子为什么不愿配合家长，而愿配合治疗师呢？这显然是一个多因素的复杂问题！

治疗师作为专业的"循循善诱"者，那些听起来自然的、不自然的，家长并没有在意的方式方法是其中必不可少的原因。

如何更好地让孩子完成家庭作业呢？要诀是引导孩子的回答，而不是要求孩子回答。希望下面的例子带给家长朋友们启发！

还记得家喻户晓的《好饿的毛毛虫》吗？你指着星期一的图片问"毛毛虫星期一吃了什么？"。大部分小朋友都会说"苹果！"。但，如果你分别示范了星期一、星期二、星期三的图片，说到"毛毛虫星期一吃了一个苹果；毛毛虫星期二吃了两个梨；毛毛虫星期三吃了李子"。翻到星期四的图片，当你问"你讲讲星期四毛毛虫做了什么事情"。大部分的孩子会回答"毛毛虫星期四吃了四个草莓"。如果我们使用"毛毛虫星期四吃了什么？"，显然，孩子们要回答"草莓"。如果我们选择能诱发完整形式回应的问话方式，孩子很大程度上会自然呈现完整的我们句子。

当我们需要孩子呈现完整句子时，要给予孩子重复性的示范加良好的诱导，孩子自然说出我们期望的句子。

如果我们翻到星期四的图片，并嘱咐孩子"说一个完整的句子"，这时已经完全失去了真实的自然沟通的语言环境，孩子仅仅是在完成一项家长或是治疗师的命令，这是一个没有功能的语境，孩子乐于参与的可能性当然不大了，即使孩子愿意仿说一遍，其意义远远小于自发说出的语句！

因此，如果孩子并没有配合我们的治疗课堂，没有配合家长们的辅导，我们还应考虑——你对孩子说得好吗？为孩子营造良好的语言环境了吗？治疗师和家长不仅仅引导出正确发音、正常语法结构，更应引导孩子说出恰当和实用的句子。

准备利于孩子实践语言的环境

很多说话较晚孩子的家长都会反应,自己在家很想教孩子说话,但常常事与愿违,孩子不愿意跟着学呀!也曾经看过很多家长和孩子在家的互动视频,妈妈注意声调,放慢速度,大声朗读"跟妈妈说苹果"!结果,孩子置之不理,甚至逃之夭夭。妈妈们百般无奈,软硬兼施,但却常常适得其反,挫败感不言而喻!

问题出在哪里了?问题可能出在环境!

也许你会说,我家的生活环境不错,爷爷奶奶和我们同时照顾孩子,孩子的要求我们都会尽量满足……"此"环境非"彼"环境!语言治疗师所强调的是语言环境!只有不停地实践语言,其内容、形式和使用才能得以锻炼和精熟!

让孩子实践语言的环境,你准备好了吗?妈妈是否曾注意,这是一个需要彼此沟通的环境?妈妈是否为更多的沟通创造了机会?妈妈是否能够立刻回馈孩子的沟通意愿?孩子不说话时,妈妈的反应是否合适?也许,你有些恍然大悟,这都是未曾注意过的事情呀!

快捷的生活节奏,常常让你不再等待孩子的语言回馈;充满爱的爷爷奶奶,常常第一时间意会孩子的眼神并满足他们的需求……原来,无形中我们剥夺了孩子语言学习的机会……的确,一个正常发展的孩子,如果拥有良好的语言发展环境,将会为他的优秀加分;一个语言能力有欠缺的孩子,良好的语言环境是他学习语言并获得进步的重要因素!

良好的语言环境,有时并非自然形成,在专业上,还有以此为基础的治疗方案——增强环境教学(enhanced milieu teaching,EMT)。EMT是一种自然的语言教学程序,在互动回馈策略以及环境教学策略下促进语言的产生。该治疗方法着眼于促进孩子功能性语言表达在自然互动中的使用。最重要的是,这一方法是家长可以学习的方法!

环境设置原则

为孩子营造良好的语言学习环境。

目　标
- 家长与孩子有更多的沟通机会；
- 增加孩子的参与度；
- 对孩子语言和非语言的沟通尝试给予持续回馈；
- 使用能够增进沟通的回馈；
- 在此过程中，示范语言。

选择玩具和材料
- 孩子非常喜欢和感兴趣的；
- 要有多部分组成（比如，乐高玩具）或具有辅助的部件（比如：把农场动物放到孩子的小浴缸里）；
- 需要能打开（比如一桶橡皮泥）或能拼放在一起（如火车铁轨、拼图）；
- 要家长帮忙才能一起玩（如扔接飞盘，找东西藏东西），因为非语言的轮替为语言的轮替提供了基础。

布置玩具和材料
- 在任何一次与孩子的互动中，都要限制给孩子玩具的数目。限制玩具的数目有利于帮助孩子参与家长正在进行的游戏，而不是被更多的玩具分心。这是提供孩子问你要更多东西的好机会。
- 把玩具放在孩子的视线内，但却够不到的地方（比如高的架子上面，或者柜子上的透明收纳盒子里）。
- 把玩具放在收纳盒里，但盒子需要大人的帮助才能打开。

管理玩具和材料
- 把自己置于孩子和玩具之间，或者保证你对玩具的部分控制权。
- 当孩子看起来失去兴趣时，拿出新的玩具以维持孩子的兴趣保证游戏能够持续进行。可以把平时并不常放在一起的玩具混合，保持乐趣和创造性。比如，让农场动物通过由小汽车建成的洗车场。
- 不要一次性给孩子所有玩具，这样孩子就有了向你提出想要更多玩具的机会。比如，一次只给一两块乐高玩具，而不是全部的乐高玩具。

- 通过不一次性提供在游戏中所需的所有材料，可制造孩子和大人沟通互动的机会。比如，可以给孩子颜料但是不给画笔；或者给了画笔，但是没有水，这样他（她）就需要更多的东西。
- 当孩子不能预料的事情发生时，孩子就会与大人沟通。比如，如果你把芭比娃娃的裙子穿在了上面，孩子就可能使用语言告诉你放错了位置。

环境准备好后做什么？

选好了玩具和材料，布置好了玩具和材料，接下来该怎么做呢？

一号演员是他们

让孩子成为"一号演员"。在我们已经整理和布置好的环境中，注意观察孩子对什么感兴趣？我们需要跟随他们的兴趣，不是用我们自己的喜好去选择，此时，只需稍稍等待……

以下事例告诉我们如何让孩子引导我们！

如果牛奶洒了，我们当然希望自己立刻去收拾。但是如果让孩子做引导，我们会知道这种事他会如何想。如果门铃响了，我们通常会立刻去开门；但如果让孩子去引导，我们会看到他对声音如何反应。

当给孩子讲故事时，我们常会一页一页不停地读并按照书中内容一字不差地念下去。但是如果跟随孩子的引导，我们会知道这本书他们真正感兴趣的部分。当给孩子玩具时，我们常会选自己喜欢的那一个。但是如果跟随孩子的引导，我们会知道这些玩具他真正想要的是哪一个。

家长的台词这样说

示例

1. 加入孩子的兴趣。如：孩子想要和妈妈一起玩"开汽车"的游戏，妈妈拿过来盒子，正要打开装有汽车的盒子。

2. 给孩子示范。如：边打开盒子，妈妈边说"想要车"。

3. 如果孩子能模仿，妈妈"扩展"并将玩具作为回馈和奖励。如：当孩子也跟着说"想要车"，妈妈扩展"你想要蓝色的汽车"并把汽车给他。

4. 如果孩子不能跟着模仿，或是不能正确重复示范时，再次示范。如：当孩子仅能说出部分如"车"时，妈妈再次示范"想要车"并且强调孩子丢失的部分"想要"。

5. 如果孩子能够模仿，妈妈"扩展"和玩具作为回馈和奖励。如：当孩子也跟着说"想要车"，妈妈扩展"你想要跑车"并把汽车给他。

6. 如果孩子不能跟着模仿，或是不能正确重复示范时，再次示范正确的回应方法并将玩具给孩子。如：当孩子仅能以部分词语如"车"跟着说时，妈妈说"想要车"并把汽车给孩子。

家长把握这些技术要点

1. 示范仅限于内容本身避免使用"说一个××""跟妈妈说一个××"，过多地讲道理、解释和说明。这是临床中常常看到家长无意识说出来的话！

2. 见机行事包括两方面的内容，孩子跟着说了该怎么办，孩子不能跟着说怎么办。

3. 适可而止是以孩子的回馈为主要判断依据。能够回馈，则前进一小步，扩展示范内容；若不能回馈，可再次示范，但是不能过度（只用再示范一次）。

4. 回馈和奖励始终记得我们是在孩子的游戏环境中加入语音语言输入（教授）的内容，"继续游戏"应成为对孩子的回馈和奖励，不要忘记，他们一直期待着小汽车！

家长的戏这样演

延时策略

1. 加入孩子的兴趣。如：当妈妈正在用泡泡棒吹泡泡时，孩子看着妈妈。

2. 等待孩子提出需求。如：当妈妈吹了几次泡泡后，把嘴放在泡泡棒旁边但并不吹泡泡，并且以期望的眼神看着孩子。

3. 若孩子提出需求，妈妈"扩展"并将玩具作为回馈和奖励。如：当孩子说"吹泡泡"时，妈妈吹泡泡并且笑着说："我吹了一个大泡泡！"

4. 若孩子并没有说话，妈妈"示范"。如：当孩子并不回应时，妈妈可以问

"你想要什么?"或者示范说"吹泡泡"。

5. 若孩子回答,妈妈"扩展"并将玩具作为回馈和奖励。如:当孩子准确重复示范时,妈妈把泡泡棒给孩子,并说"你给我吹泡泡",同时帮助孩子吹泡泡。

6. 若孩子不能准确回答,或不能准确重复示范,再次给孩子示范并且给予回馈。如:当孩子不能回答或只说"泡泡"时,妈妈说"吹泡泡"并且同时吹很多泡泡或把玩具给孩子。

家长把握这些技术要点

1. 观察和等待　观察需要敏锐的眼睛,等待需要沉稳的耐心,可是对于一个幼儿,还有谁对孩子的了解能够超过父母呢?在与孩子互动时,在由谁来开启对话的间隙,先试试等待3秒钟。

2. 平衡互动　等待是为了实现平衡互动。与家长的座谈中,很多家长都反映自己说得太多。此时,家长往往会占据孩子的说话机会。

3. 以上技术的综合使用,在此过程中,使用"示范、扩展、回馈"和"奖励"技巧。

机不可失——论教孩子说话的时机问题

在我们的早期干预课程中会录制"亲子互动"视频,这是每位家长都要完成的课前作业之一!视频中的众多细节已反映出家长们在"教"孩子说话时,能倾注激情与爱心,注意语速与语调,示范清晰又准确……可是,画面还是略欠协调感,并且这个问题几乎存在于每一段视频中。如果非要用一个词概括,我想它是"时机"!

时机才是核心技术

"环境准备"是为孩子开口和实施干预,制造时机;
"跟随孩子的指引"是去发现孩子开口的时机;

"延时策略"是等待并制造孩子开口的时机。

我们曾经提到过的"重复""解释说明""扩展"等技巧是在孩子说话后给予一定形式的语言回馈;而"平行描述"则是在动作的同时给予语言描述。我们提到的"回馈",也强调给出的时机。

当然,还有"随机策略",看准了时机(孩子提出要求的时机),随时进行语言(目标词)的输入(示范,问句示范),并实现沟通轮替(问句示范,延时策略),从而达到功能性使用语言,实施干预的目标。随机策略因需要以其他策略为基础,是增强环境教学(Enhanced Milieu Teaching,EMT)中最后学习的策略,也是最具灵活度的策略。

随机策略举例

1. 布置环境以增强孩子提出帮助或是物品的需求。如:孩子和妈妈喜欢一起画画。妈妈给他一个画笔和纸张,但是并不立即开始画画。

2. 等待孩子发起请求。如:孩子看着妈妈说"想画画"。

3. 如果孩子提出一个语言或是非语言请求,使用示范,问句示范或是延时策略。如:妈妈微笑着给了孩子颜料,并且说"你想要颜料盒",如果孩子指着颜料而什么都不说,或者只说"颜料"(这并不是我们的目标词),妈妈可以用自己灵活使用自己认为最合适的方法来帮助孩子(而这些方法是来自于你与孩子的互动实践中)。

因为不能恰当把握或是制造时机,尽管"示范"了,但是孩子并没有听进去,无法实现再次沟通;因为没有跟随孩子的引导,尽管"解释说明"加"扩展",但是会出现"家长说家长的""孩子说孩子的"的尴尬氛围;因为"反馈"总不能跟上,孩子自然没了兴趣;需要"平行描述"时,总是鸦雀无声;需要"倾听等待"时,却又操之过急……

如何获得把握时机的技能

问:如何学习"把握时机的技能"?

答:①通过示教视频学习,②接受专业人员的现场反馈或是视频反馈辅导,③多次实践并接受反馈。因此,除了了解学习相关知识,仍需要配合团体面授课程和个体面授课程并在此基础上达到一定频率的实践次数。

问:可能影响"把握时机技能"学习的影响因素?

答:影响因素有①对自身及孩子行为的意识,②自我监督能力,③家长自身角色定位，要注意是互动而非掌控。

问：是否有快速习得该项技能的方法？

答：①放下心中的期待和烦心事，做到真正观察和倾听孩子；②平等地对待孩子，平和地使用你已经知道的方法，没有逼迫、恐吓和威胁；③用同理心去理解孩子的喜好、需求尤其是感受。

这是作者临床观察以及自身临床实践经验的总结，这些经验来自我们对亲子关系对儿童心理行为发展产生影响的基本认识。当你可以做到这些时，很多"时机"会自然呈现。良好的互动关系不但会为孩子带来很多的学习机会，也让家长享受沟通的乐趣。

不少的研究已提出，通过早期干预不但能够提升孩子的语言能力，还能改善亲子关系，改善存在行为问题孩子的表现。这也从另一方面说明，良好的亲子互动关系、模式能够提升家长学习"早期干预"技术的效率！

让孩子成为引导不是简单的技术活

在早期干预开课前，家长们进行了为期一周的"远程"读书会为"集体课程"准备了必要的基本知识。实际却是在讲述时，家长们表情都很严肃。

一位家长说："我以为在教孩子方面我已经是很不错的了，看了才知道，我还差得很远……"

"让孩子成为引导"从哪里转变才能最有效？

尊重的初心

我想家长的"难"，大多难在角色。因为需要承担太多的家庭功能（孩子抚养者、管理者、教育者、陪伴者、游戏同伴……），家长需要扮演多种角色，并且需要快速地在多种角色里切换，太多角色对精力的耗费，让我们似乎忘记和他人相处的初心，孩子不就是另一个"他人"吗？

而这个初心是尊重。尊重他人的需求，尊重他人的不一样。孩子毕竟与成人一样呢！他人为何不愿与我们合作呢？因为需求没有达成共识。同样的，孩子不愿意配合家长的互动教授，是因为他们和我们在需求上存在矛盾。

先让我们一起进入"孩子不合作的情景"。家长希望孩子尽可能多地学习语言，注意行为规范、讲卫生、懂礼貌，可是这些并不是孩子的需求。请仔细回忆、翻看以前录制的一段与孩子在一起的视频，哪怕是当下录一段，当我们希望孩子配合时，我们是否都曾说过这些呢？

命令——"快和妈妈一起说，给妈妈说一个××！快点"

威胁——"赶快说呀，要不然妈妈不爱你了！"

利诱——"赶快说呀，说完我们买冰激凌！"

说教——"不说再见是不礼貌的。你要知道，你想要别人对你礼貌，咱们要先对别人有礼貌，我们要当礼貌的孩子！"

责备问罪——"你怎么每次见人都不打招呼，到底怎么回事呀？给你教了这么多遍了，你就是不听话！"

……

尝试换位，当我们自己听到这些话时，是何种感受呢？

视频里老师应对不说话孩子最经典的做法是：开展游戏，跟随孩子的注意力，创造孩子可能加入游戏的机会，让孩子加入游戏，一起做游戏，实现游戏互动。一来二往，孩子放松开心了，自然和老师一起边说边玩了。此后，需要教的内容自然进来了！

这一切的前提是我们"尊重"孩子暂时没有合作的现状，"尊重"他暂时只想看看的决定，我们需要观察、倾听和等待！

观察、倾听、等待

跟随孩子的引导，需要先练就"观察、倾听、等待"的基本功。"观察"是在视频教学中不易被察觉的方法，我们可以看到成功互动的结果，可以看到孩子跟着治疗师乖乖学习的模样，其实这些都是以"观察"为基础的，要观察孩子的面部表情、孩子的肢体语言、孩子的注意力在哪里（尤为关键）。

通过观察，我们能较容易地把握孩子的感觉和需求（兴趣点）。

当以上信息不够明确时，还可以参考以下内容：孩子的活泼程度，孩子的呼吸快慢，孩子的声调高低、音量大小。

在我们的家长问卷中，一个条目是这样的：在与孩子互动时，你是否意识到自己一直在说？经常打断孩子？结果显示，有近半数的家长表示自己存在这些问题。

当孩子不能顺畅回馈时，我们填满这些空隙，解释并回答所有的问题，我们想把事情变得简单一些。而实际上，我们陷入了一种破坏关系的模式，我们并没有期望答案，孩子只是以非沟通的方式在实现我们的期望。

很多书籍中都提到如果我们"倾听"（不是简单的"听"，需要倾注足够的注意力）孩子，能够带给孩子安全感及鼓励，让孩子感觉到自己的努力是值得的。

倾听如何学习呢？很难从一两次视频或示教中学会倾听。实现倾听需要自我意识及自我监督能力。对于性急的家长，需要更多的实践，倾听会带来更大的挑战，但也会带来更多的改善。

"等待"是一个与时间相关的策略，等多久才算等，"等待"与"互动"间应该有怎样的节奏感，语言的描述，总是抽象的。视频或现场示教能够带来直观的感受。通过等待，可以给孩子用自己方式表达需求和兴趣、感觉的机会。

尝试在互动的空档期，不再填满声音，允许互动过程中出现沉默，此时游戏可借由肢体语言继续。等待时需要保持专注的注意力，观察当然持续存在。家长朋友注意：边看自己手机边等着孩子玩，绝对不是"等待"。家长要提醒自己避免说得过多，描述时仅限于讲述当前的状态。否则，你可能连等待的机会都找不到。

"观察、等待、倾听"其实相互影响，互为基础，不可分割。

您会听孩子讲话吗？
——学习语言治疗师说话（1）

"回家之后该如何陪孩子训练"是很多家长都会问到的问题。如果您家长细心观察语言治疗课中的各个环节，就会获得的启发。在治疗课之初，治疗师总会询问家长孩子家庭作业的完成情况，是否按照老师的要求和家长一起练习了呢？很多家长，特别是年龄较小孩子的家长常会反映：孩子不听话，说一次还可以，多说几次就不愿意了或者干脆逃跑了！怎样做孩子才有可能在家中练习呢？

互动和回馈是语言治疗课顺利进行的关键，有效的互动不仅需要有能够引起孩子兴趣的教具和使用教具的技术以及适宜的学习环境安排，还需要让孩子知道您在认真地听他的讲话。

重　复

语言治疗课中，治疗师有时会在小朋友发出目标音后再重复一遍。比如：治疗师拿着卡片，并指着卡片中的物品，孩子看到卡片时说"球"，治疗师重复"皮球"并等待，孩子重复"皮球"。您可以看到的是，孩子很多时候会跟着重复一遍，一切发生得很自然，比起在家中反复要求孩子"你说一个××"，孩子更容易合作。因为当重复的时候，孩子已经知道"我们在认真听他讲话了"，甚至有的时候，可以将孩子的出错发音原样重复一遍，你会发现当孩子再次重复时，会发出一个"正确"的声音，那是因为当他认真听并听进去的时候，他发现了错误！

家长如何"重复"

"重复"是一个非常简便但却实用的、让孩子知道您在认真听他讲话、并且能够引导孩子再练习一遍的方法，尽管该方法对于大人来说略显无聊。重复的内容包括孩子发出的声音，使用的词汇甚至做出的动作。

当您重复的时候，一定注意，仅限于重复内容本身，而并不是用"说一个××"作为重复的开头。比如，同样的例子，当孩子看到地上的球，说"球"并准备去捡球的时候，家长说"皮球"，这时孩子会跟着说"皮球"。词语使用的情景有时候是需要家长开发和随机应变的。治疗室的情景比较局限，比如看卡片，看绘本等，但是家庭生活的情景就会明显多样一些，很多做游戏的时候就是可以被利用的机会。

最后，如果孩子没有重复您讲的话，不要责怪或是提出进一步的要求，因为我们已经达到了让孩知道"您已经听到"的目的。一种让孩子感到被关注并且轻松的氛围是在家中进行有效练习的重要环节。

什么样的音该重复？

至于这个问题，家长不用担心！语音评估和每次语音治疗课程后治疗师会根据情况给孩子布置家庭作业，家庭作业中常包含"关键词单"，无论是只有一个词、几个词还是有一定特征的一类词（比如和某个声母组合的所有的字、词），您只需要牢记这些词语，并在接下来的时间里，尽可能在生活中应用，让这些词语发挥沟通的功能，而不是简单的让孩子多说几遍。

您会听孩子讲话吗？
——学习语言治疗师说话（2）

每个来就诊的家长心情都是非常急切的，如何才可以获得更快、更好的效果呢？

一方面，语言治疗是一个过程，一蹴而就是不现实的；另外一方面，影响语言治疗的因素众多，我们只有尽可能寻找并利用这些因素，才可能离我们的期望更近一步。

细心的读者可能会发现，本书的内容比较偏重家长对语言治疗课的认识和理解，这是因为，家长在语言治疗中能够发挥的作用不可忽视。家长所提供和营造的语言学习和练习的氛围，以及在语言治疗类化过程中（从学会到运用的过程）都有重要的作用。

我们希望帮助家长能够更有效地促进治疗效果，同时尚未参与小朋友语言治疗的家长能够认识到自己参与的重要性……将语言治疗的一些小技巧融入生活中，并非易事，因此家长也不要因自己在陪练过程中受挫而灰心和焦虑，当您接触这些概念并且开始思考，已经是良好的开端。

解释说明

以语言治疗课中卡片的使用为例。

示例：治疗目标为送气音的学习，目标词为送气音/p/。

治疗师拿出卡片指着卡片说"跑步"，孩子重复"跑步"；治疗师接着说"小朋友抱着球跑步"，孩子跟读"小朋友抱着球跑步"；治疗师对孩子的表现给予反馈："你记得嘴巴吹风的声音！"

首先让孩子听到治疗师描述问题的方式，让孩子感受到治疗师不仅是听到了自己的声音，并且还解释说明了他看到或是想进一步表达的内容；其次，治疗师在句子中呈现了目标词正确发音，一般情况下孩子会跟读，但需要注意的是短句呈现时的语速以及必要的停顿。

家长如何使用？

无论是促进幼儿的语言发展，还是促进语音语言发展迟缓的孩子语音和词汇、语义进步，抑或是在家中和孩子一起练习治疗课的家庭作业，都能够使用"解释说明"。

示例：治疗目标为擦音，目标词为/f/。

对于幼儿，可以这样用：如在给孩子穿衣服的时候，孩子准确说出了"衣服"，妈妈说"是的，穿衣服"或者说"是的，穿干净的衣服"；若孩子（尤其是唇腭裂的孩子）未能准确说出衣服，而发出"yī bū"或是"yī hū"，妈妈同样重复"是的，穿衣服"，要注意语音应清晰，语速要慢。

对于学龄前孩子（他们对家庭作业已经有概念了），可以这样用：如晚上洗澡前协助孩子脱衣服的时候，同样/f/作为练习目标音家长可以这样说："妈妈给你脱什么呢？"孩子如果回答："衣服。"妈妈说："是的，脱衣服。"孩子回答："脱衣服。"妈妈继续重复："是的，妈妈帮忙脱衣服。"

通过解释来说明孩子想要表达的意思，能够让孩子充分感受到，你十分关注他想表达的内容，并且让他在情景中听到正确的语音示范和目标音在句子中的使用。需要再次强调的是，我们的目标是示范正确的语音并让孩子明确您在认真听他讲话，以营造孩子被关注和轻松的语音学习氛围，即使孩子在您表达之后没有重复，我们的目标也已达到！

您会听孩子讲话吗？
——学习语言治疗师说话（3）

评论和平行描述

评论：评说孩子正在做的事情，即使是孩子并没有说话。这样可以向孩子表示你对他们正在做的事情感兴趣，并且可以同时向孩子示范在环境中他们感兴趣物品的正确读音。

平行描述：如果孩子什么都不说，可以用简单的语言和句子描述他们正在做的事情。

这两种方法特别适用促进低龄幼儿（3岁左右）语音和词汇的发展。但是在语言评估、治疗或是家庭使用的过程中，两者常常同时使用。

语言治疗课如何使用

语言治疗课中，一个低龄幼儿语音评估的例子：

一个怯生生的3岁小男孩几经扭捏并最终在妈妈的陪伴下坐在了语音评估的小桌子前，治疗师拿出两张卡片，一张"西瓜"，一张"苹果"，说"帮阿姨指一下西瓜在哪里？"，这时候会出现两种情况（其实同时涉及了这些技术在语音评估中如何"让小朋友开口"的运用）：

第一种情况：小朋友只看，不敢行动（还在观望）；治疗师运用"评论"的语句表达对孩子的关注和鼓励"哦，阿姨都发现你找到西瓜了"，随后治疗师示范说"西瓜"。

第二种情况：小朋友将手指向"西瓜"；治疗师运用"平行描述"的语句表达孩子的行为并同时运用"评论"的方法给予鼓励"你看到了西瓜（平行描述）""你认真看图片了"，接下来拿走"西瓜"和"苹果"卡片时分别说"西瓜"和"苹果"，并开始第二轮目标音的评估。

家长如何使用

拼拼图是很多孩子喜欢的游戏，以"米奇拼图为例"，在孩子感兴趣的游戏情境中，加入语音和词汇的示范，对于孩子的语言发展是非常有利的。

孩子挑出一块有米奇鞋子的拼图，妈妈说"你拿了一块米奇鞋子的拼图"，在妈妈的协助下孩子把拼图放在右下角，妈妈说"你把它放在了下面"（这时出现了方位词"下面"），可以根据宝宝的反应，说"下面"或是问孩子"这是哪里？"孩子仿说"下面"或是回答"下面"。

孩子继续挑了一块蓝天白云和飞机的拼图，妈妈说"你拿了一块有蓝天、白云的拼图"。在妈妈的协助下孩子把拼图放在了左上角，妈妈说"你把它放在了上面"（平行描述，这时出现了方位词"上面"）或"你看到了天空在上面"（继续强调方位词"上面"）。可以根据宝宝的反应，说"上面"，或是问"天空在上面还是下面？"。

在家庭中，使用"评论"和"平行描述"的主要目的是将生活或是游戏情景语言化，在孩子感兴趣的情景中进行语音示范无论是对正在发展语音、语言的幼儿或是已经出现发音错误、语言发展受损的孩子而言，都是家长在家中可以经常使用的对话方式。家长使用时需要注意把握"描述"仅限于对于当下发生的事情描述，即你看到的是什么，就说什么。"评论"也仅是评价孩子正在做的事情，是具体的事物，建议避免使用单纯的"价值判断"。如：上文的拼图游戏，如果用"你真聪明"代替"你看到了天空在上面"，孩子有时会无法正确理解家长"表扬"的具体原因。但是，如果您的具体评论在先，偶尔再有一句赞美，也是不错的！

语言治疗中听觉理解力的培养

听觉理解力是指儿童能辨识声音以及了解他人说话内容的能力。听觉理解力不良，势必会影响孩子未来课堂的学习效果。同样，如果在语言治疗课程中，发现孩子注意力不集中，影响语言治疗进程，听觉理解力差可能是首先要考虑的一个重要原因。

听觉理解力"差"的孩子在语言治疗中可能有以下影响：一方面，孩子不能理解治疗师话语的意思，从而无法执行治疗师的指令，语言治疗无法有效地进行下去；另一方面，孩子不知道治疗师正在说什么，当然会走神，势必会去寻找一些有趣的事情（如东张西望，观察治疗室中自己感兴趣的物品，观察窗户外的动静等等），注意力不集中又会加重听觉理解能力的下降。

如何提升和训练孩子听觉理解力？

方法一：建立孩子倾听的态度

倾听是理解信息的第一步，也是孩子未来生活中与人交往的一项重要技能。如果孩子有"听不进去"的习惯，开展语言治疗便是寸步难行，因此倾听能力的评估和培养在某种程度上应是语言治疗的第一步。

治疗课堂中

1. 治疗师引起孩子注意的话语技巧　变化声音的高低，注意抑扬顿挫；根据意思的断句；说出结构完整且简单的短句；注意减慢说话的速度。

2. 能够吸引孩子听觉注意力的游戏　猜谜语的游戏（只有孩子认真并且听懂

了"谜语"的内容，才有答对的可能）。孩子猜中了答案，一定要记得给予孩子正反馈，正反馈的形式可以多样，但至少包括对孩子听觉行为的强化（如：哇！你认真听了，才能猜对呢！）。至于使用哪些物品进行猜谜语活动，治疗师们可以发挥想象，卡片、印章、小玩具都可以成为猜谜语材料。

家　中

1. 家长自己首先学会等待和倾听　目前中国家庭4个老人，2个大人和1个孩子的模式非常常见。一般情况下常常是4个大人围着一个孩子转，每位家长可能都会就孩子的问题发表自己的看法，在某种程度上占用了孩子表达的时间和机会。

如果孩子感到了表达上的紧迫感，他会将更多的注意力放在"说"而非"听"上。长此以往，非常不利于倾听能力的培养，同时孩子还有可能为了"抢占"话语空隙而形成过快的语速，这对于发音不清的孩子来说，将是非常不利的因素。

这也是为什么在日常生活中，我们可以观察到如果家庭中有人说话语速过快，孩子说话语速也会过快的原因。因此家长首先在孩子表达自己想法的时候，应该尝试等待并留给孩子更长的表达时间。

2. 学习语言治疗师讲话的方式　变化声音的高低，注意抑扬顿挫；根据意思的断句；说出结构完整且简单的短句；注意减慢说话的速度。

方法二：借助视觉提示信息，辅助听觉理解度的提升

治疗课堂中

使用有趣的图画书辅助孩子倾听是吸引孩子注意力的好办法。图画书最好是能够提出问题（孩子需要听从指示然后完成任务）的类型。这样的图画书、图片起到了辅助听觉理解的作用，完成任务又会给孩子带来成就感，是一举两得的好方法。

家　中

家长可以模仿治疗室中的方式，在家陪孩子一起阅读类似的书籍；家长可以让孩子参与一些力所能及的家务活动（一般为一项事务的一个小步骤，如衣服分类）。在从事这些活动的过程中，给予指令，孩子听到指令完成任务，家长再给予鼓励！

方法三：提升词汇量，提高对词语意思的理解

听觉理解力水平与孩子的词汇量的大小密切相关。提升词汇量不是一朝一夕的事情，是个渐进的过程。因此词汇量提升的重点应该放在家中。父母经常陪伴孩子读绘本，绘本中的各种情境常常包含与日常生活密切相关的词汇；父母多与孩子聊天，可以将新的词汇融入混合到儿童容易理解的日常句子中，用日常对话的形式与孩子交流；父母在与孩子互动时注意抽象概念的引入，比如概念的归纳（动物、植物、食物等），概念的对比（天是蓝的，云是白的）等；对于年龄较小的孩子，父母与孩子一起的时候，可以对自己的行为进行平行描述。

方法四：有意识地培养孩子的逻辑思维能力

听觉理解力的好坏，也和孩子思维的联想、推理、判断有关系。如在治疗室的课堂中，使用生活小故事排序（一个故事的系列卡片，先描述每个卡片的内容，再由孩子排序），联想推断类图书（如要求孩子推理"树发芽了，将来可以变成什么"。答案是"树叶"）；看故事书时，推理故事的发展方向等。当拥有好的听觉理解能力后，孩子不仅在语言治疗的课堂中有更好的配合度和效果，而且也非常有利于幼儿园课堂、小学课堂的学习，会让孩子终身受益。

他不想学了怎么办？

如果你是一名语言治疗师，教一名听话的孩子发音，可能只是稍微费脑力的事情；如果你是一名有经验的语言治疗师，教一名听话的孩子发音，可能这已经是一件快乐并且享受的事情了；如果你是一名咬字不清孩子的家长，你看到孩子在语言治疗室中认真学习，发音学习立竿见影，你一定会充满信心地陪同孩子克服困难进步成长。可是，在治疗室中，如果孩子听不进去，不想学习，身为语言治疗师的你，不但体会着挫折感的折磨，而且还要绞尽脑汁分析原因想出对策。如果孩子听进去，但不想学习，身为家长的你，不但体会着束手无策的无力感，而且还要多次面对几近丧失信心的自己强打精神……

我的老师曾经说过："那些容易教会的孩子，在哪里都可能成为你们的优秀病例。语言治疗的难度就在于那些不太容易教的孩子，也许他们占的比重很小，可那才是挑战！"

孩子为什么缺乏学习的主动性？

按照心理学的理论，缺乏学习的主动性，通常是缺乏学习动机！对于语言治疗的孩子，缺乏学习动机通常是因为构音错误并没有给孩子的生活带来困扰，即由发音不清造成的语义干扰很小。父母和爷爷奶奶等家人长期在一起生活，都会在第一时间读懂孩子的意思。即使是陌生人不能理解孩子的语义，但都会因孩子的年龄尚小而宽容理解。孩子在沟通上并没有明显受限。

这类不愿积极参与学习的孩子多数在生活中对很多事情都有放弃的态度，因为缺乏通过努力克服障碍的经验，常常无法意识和体会到努力的作用，慢慢地会产生"习得性无助"。习得性无助也是心理学用语，是指一个人经历了挫折和失败后，面对问题时产生的无能为力的心理状态和行为。

孩子为什么会信心不足并有逃避态度呢？

信心不足和逃避通常是"自我效能感低"，即不确定自己有能力进行和完成某一项活动。而此种负向推断通常都是来自"自己过去失败的经验""他人的言语说服""情绪唤起"等。

对于咬字不清的孩子，这两方面的体验是显然的。在未进行语言治疗之前，孩子一直经历着发音不清的失败；在失败后，还常常伴有家长的劝说（如"慢点说"）、建议、解释（用自己的方法教孩子发音，如"看着妈妈的嘴说话""把舌头抬起来"等）。因为家长和孩子长期的共同受挫，家长也会表现出不耐烦、急躁、不认同等情绪，这些消极情绪常常会影响孩子，也让孩子产生低的自我效能感。

怎么办？

1. 体验成功　如何让孩子在语言治疗课中体验成功，其实是关乎语言治疗的几项重要技术，即关键词的选择技术，关键词的诱发技术等。目标音被成功诱发时，孩子自然能够体验成功。这就需要语言治疗师的理论扎实、技术过硬。

2. 及时反馈　对于孩子的积极表现给予及时和细致的反馈，并且在描述时能够尽量具体，让孩子明白他是因为什么得到了表扬。很多家长的方式是，做得好了认为理所应当，做得不好了给予批评说明，这显然是不合适的。

3. 定义成功　只有把错误的声音发对才算是成功吗？只要认真对比观察，孩子每一个细小的进步都可认为是成功。这次孩子注意听了，下次孩子注意看了，还有一次孩子舌头的位置对了尽管还没有发出最后的声音，这些都可以认为是进步和小的成功，孩子因此都可以得到反馈和强化。

4. 归因训练　引导孩子认识到，"可以做到"是因为自己努力的结果。把成功归根于自身的努力而非偶然事件。我们在语言治疗中常常会说"这个很难，可是你注意听，就做到了"。

第三部分　家长如何当好孩子的第一位语言老师

提升孩子自我效能

1. 体验成功　让孩子去经成功，让成功成为他们自身的经验。

2. 设定合理的目标　这一点定是家长尤其需要注意的。在语言治疗课中，治疗师会根据孩子的能力设定治疗目标，比如孩子目前处于"音的诱发阶段"或是"字的类化阶段"。但是家长常常会在下次课前描述"一点改善都没有，说话还是老样子！"。这是家长要求孩子在"自然对话中"运用目标音，而此时由于设定了不合理并且太高的目标，孩子自然要再次经历失败的体验。所以我们说，家长目标的设置要与老师的同步。

3. 孩子会很高兴在治疗室或是家中承担一些力所能及的事物　让孩子体验除说话发音以外的"成功"感受，也是对孩子能力认可的一种方式。

语言治疗课前必读：限制设置（1）

治疗是一个学习过程，而设置限制为这种学习提供了可能！

——Garry L. Landreth

作为家长，你一定被孩子的"不守规矩"深深困扰过；作为一名与孩子打交道多年的语音语言治疗师，你一定对那些统称为"调皮捣蛋"的孩子们留有深刻的印象：那个曾经用手向我射击的孩子；那个钻到桌子下面的孩子；那个冲着我的脸大喊大叫的孩子；那些想偷偷带走治疗室玩具的孩子；那些想提前逃跑的孩子；那些抵触你教他任何发音的孩子……

我们的内心是否完全理解并接纳他们的情绪？我们是否设置了合理的限制来管理这些行为？我们的管理能否提升语言治疗的效果？

也许有些家长会认为这与语言治疗关系并不大，治疗师只要负责教孩子说话就好了！可是，如果不处理这些问题，如何保证孩子们感到自己的控制力和责任感，又如何发挥自己的力量，并在治疗师的帮助下改变自己的说话行为呢？

限制设置（limit setting）是游戏治疗中最重要的环节之一，它的原理、方法、同样适用于我们的语言治疗！其实，该理念和方法非常值得家长学习。

无论对于多么调皮不愿意配合的孩子，我们都需要相信孩子们在治疗中会表现出积极合作的一面，当孩子们被尊重时，行为和情感特别是情感被接纳时，他们更愿意顺从这种限制的设置。

限制的作用

·限制是保证治疗师能够以积极态度接纳包容孩子的关键。

任何试探性的攻击行为，或者可能对治疗师产生伤害的行为应该被及时制止。

·限制可以提升孩子的自我控制能力，主动性和责任。语言治疗开展的前提和能取得效果的关键！

如：一个拿着水彩笔偏偏想在桌子上画画的孩子。

提出限制设置（规则）时，表达为"桌子上是不能画画的"。使用能够直接反映现实场景的语言来描述，由此关注孩子的行为。

如：一个将卡片折起来的孩子。

提出限制设置（规则）时，表达为"你喜欢折卡片，但是这里的卡片是用来看的，阿姨可以给你拿一张彩色的纸来折"。用这样的陈述，清楚地告诉孩子用可被大家（当下环境）接受的行为来表达自己。

·在社会中不允许的，在治疗中同样不允许；另外，孩子带走治疗室中的玩具、教具也是不允许的。

如：家长经常会在语音评估或是治疗中这样哄孩子："你好好说话。和阿姨学说话，等会阿姨把卡片（拼图）给你，咱们带回家！"这类话语明显与我们的治疗理念不符，是无法实现的（当然家长没有真的想拿走），孩子会因此感到在治疗室内受到了欺骗，从而会影响后期孩子与治疗师的关系。

限制的步骤

步骤一：承认孩子的情绪，愿望和需要。这一点非常重要。

在治疗室中我们常常可以这样说

"你有些累了！"

"你着急想出去了！"

"你也觉得有些难吧！"

"你都已经再想办法和老师学了，但是没有做到，有点难过。"

步骤二：明确规则

继续使用上文的例子：

"不能在桌子上画得太多",这种表达含糊不清,应该说成"桌上不是用来画画的"。

步骤三:制订可行的选择目标

孩子大部分情况并不清楚还能用其他的方式表达自己的情绪,除了提出限制,更重要的是提供一个可接受的表达方式。

继续使用上文的例子:

"这里的卡片是用来看的,阿姨可以给你拿一张彩色的纸来折!"

"天天,你不能冲着老师喊,你可以对着这个玩具娃娃喊!"

"磊磊,你很喜欢这本拼图,但是这里的拼图不能带走,你可以下次来上课时提醒我拿给你看!"

将孩子的注意力从本来的焦点转移到对情况的选择上会有很多的帮助,同时,叫孩子的名字可以获得孩子的注意力!

如:以"用手比作手枪向我射击的孩子"为例,那是一位第一次来治疗室的孩子,孩子不愿意接受语音评估,正在向家长解释时,孩子双手做瞄准姿势,并发出射击的声音。

治疗师:你很担心我会给你做手术,你很不喜欢我!这是因为很多家长在来医院前,都是以剪舌系带为目的的,导致很多孩子第一次就诊都有很大的抵触情绪。

孩子:(持续射击的动作,瞄准并发出射击的声音。)

治疗师:你只是太害怕,担心给你打针,给你做手术。但是我不用来射击的。

孩子:(继续保持射击动作,但是已经没有了声音。)

治疗师:我不是用来射的,你可以射击那边那个娃娃。治疗师指着旁边的木偶娃娃。

孩子:做扫射动作,并且指向桌边的娃娃,发出射击的声音,放下手。

步骤四:最后的抉择

不得已时,才将最后的选择告知孩子。重点是选择都是孩子自己确定。

如:继续"用手比作手枪向我射击的孩子"为例,如果孩子没有做出改变的行为。

孩子:(继续向治疗师射击。)

治疗师:如果你要继续瞄准我,那你就选择了离开治疗室!

孩子:(持续保持动作。)

治疗师:我想你选择了现在就离开治疗室!示意,请家长将孩子带出去。

注意事项：

不需要用复杂的语言解释说明

家长常常使用复杂、冗长、讲道理式的语言，此时，需要改正为更清楚明了的语言，限制才会明确。

不应在规矩被打破后吓唬孩子

"不听话，阿姨要给你打针"是最常见的家长吓唬语句，其实非常不利于治疗师与孩子关系的建立以及后续语言治疗的开展。

不应将不守规矩的后果延续到下一个环节

"如果你这样，下次不能来这里了/阿姨不喜欢你了"亦是家长常用的预测性话语，这同样也应避免。每一次治疗都应是一个新的开始。

耐心是治疗的根本！万不得已，不要使用最后的步骤。将步骤一到三重复2～3次，再考虑使用最后的步骤。

作为一名语音语言治疗老师，我们不可能每天面对乖巧听话的孩子，很多语音不清的孩子常常有情绪和行为问题，而语音不清又常是这些问题的重要根源。但情绪和行为问题会非常严重地影响语音语言治疗的进程和效果，严重者甚至无法进行正常的治疗。

这些方法，抑或是策略，早在多年前，我的老师们已经在治疗课中为我们做过示范！她们在语言治疗时，使用这些技术，已是一气呵成，天衣无缝。如果不是事后的解释说明，作为初学者的我们，还以为那只不过是与孩子说的几句话而已！

语言治疗课前必读：限制设置（2）

原　则

建立完全的限制而不是有条件的限制

"完全"——"你不能敲桌子"

"条件"——"你不能用力敲桌子"。"用力"是一个较难判断的词语，而且孩子不能明确其程度。

如何陈述限制：以一种平静有耐心的，实事求是和稳定的方式来陈述，避免使用太快的语速和马虎的态度。

这一点非常值得家长借鉴。在表达限制时，过快的语速和过于激烈的情绪都会表现出自身的焦虑，同时也反映出了对孩子的不信任。应该尽量控制，表现得尽量平静。虽然这一点对于家长来说存在困难！

何时陈述限制：在必要的时候陈述限制。

自控只有当有了练习自控的机会时才能被习得。

常见问题处理分享

把玩具或是教具从治疗室里拿走

常见问题

有的家长可能会想（临床常见）：反正不是很贵的东西，孩子又这么喜欢！

是不是玩具不值钱就可以随便拿走呢？比如：孩子特别喜欢治疗室里的小汽车或小印章，虽然可能都是几元钱的东西。或是有多件教具时，就可以把教具作为孩子的奖励？比如卡片有多张，给一个也无妨？又或者是贴贴纸那么多，多给孩子贴一个，等会再还回来！

处理

治疗中更多分享的是让孩子成长的技能，治疗师可以给予小小的强化物，如贴贴纸。但是避免让孩子自己选择治疗玩具或教具，避免用物质分享取代更有意义的学习和精神上的分享。

孩子只能在固定的地方看书、玩玩具或使用教具，不允许将上述物品从治疗室拿到等候室，以避免干扰其他孩子。

治疗师应该这样说

把那本拼图带回家可能很有趣，但是它们得放在治疗室里，它们会待在这里等你下次来玩。我们每次下课能选一个喜欢的贴贴纸。

家长最好和治疗师有一样的说法，而不是告诉孩子立刻出门去买。

家长注意　不能为了讨好孩子而没有限制。

建议家长这样回应

妈妈知道你特别喜欢（反应孩子的愿望和感受），卡片是治疗室里的（简单重复限制和问题），下次你可以来这里玩。

离开治疗室

<u>限制设置</u>　不能允许孩子随意出入治疗室。一次治疗课堂中，一般只允许孩子上一次厕所，通常一次就已经足够（避免孩子使用上厕所作为借口多次离开治疗室）。但是这不是绝对的，治疗师需要保持察觉。这一限制需要在上课前提前应告知家长和孩子，家长有责任在治疗课开始前带孩子上一次洗手间。

治疗师这样说

孩子：我想回家。（起身，走向门口）

治疗师：我们还没有到结束时间，我知道你觉得很累，不喜欢待在这里，想离开，但是我们的时间还没有到。（再看看表！）我们还有 10 分钟，10 分钟后你就可以回家了！

时间限制

<u>限制设置</u>　在治疗结束前 5 分钟（甚至更早），提前告知孩子，提醒他们做好结束的准备。最好在治疗开始时，可以简单描述一下治疗计划。计划可以为孩子带来安心，保证他们能够安心地投入到各项活动。

治疗师描述治疗计划

孩子：（进入治疗室时）

治疗师：今天我们可以先看卡片，再来玩猜谜语的游戏，最后可以选择拼一个自己喜欢的拼图。

治疗师视情况提醒下课时间

如果孩子正在进行一项奖励性质的活动（如拼一个拼图），可以等几分钟直到孩子完成整幅图画，把离开治疗室的责任放在孩子身上。

个人物品不能用在治疗中

不建议将孩子的玩具和物品用在治疗课堂中。不建议家长在课后立即去给孩子购买治疗室里的玩具。

这些都不利于限制设置，会给孩子界限不明的感觉。

治疗师的本子、笔尤其是录音笔，更不应该成为治疗的用具。孩子常常会对治疗师的录音笔感兴趣。此时治疗师应明确告诉孩子：录音笔不是玩具。

关于零食和食物的限制

不建议将孩子的零食带入治疗室中，会分散孩子语言治疗时的注意力。

如果孩子在进治疗室前，早餐吃了一半或是冰激凌吃到一半，建议孩子吃完后再进入治疗室，哪怕会耽误几分钟时间。

不建议用食物作为治疗课强化物，首先，无法确定哪种食物对于孩子是更安全的；其次，饮食存在误吸风险；最后，很难说清治疗室里的食物与孩子可能出现的肠胃问题之间的关系。

思维说：

对于家长，与其说"限制设置"是"治疗技巧"，不如说这是"语言治疗课前必读"，通过它，更易理解治疗室内各项活动甚至是每一个句话的含义，亦能更好地配合语言治疗课。

对于治疗师而言，"限制设置"体现出来的不仅仅是方法，更是理念。限制设置以促进孩子们自我意识和自我成长为目标，相信个体为了成长而付出的自然努力及相信个体自我引导的能力。这一能力对于语言治疗效果的发挥、音的类化具有重要促进作用，对于孩子成长的意义更是不言而喻。

如何看到孩子们的好？

教科书会讲解疾病治疗的原则、步骤和目标，但是不会讲述如何有效地实现这些原则、步骤和目标。

构音治疗的教科书告诉我们构音治疗需要经历构建、类化和保持的过程。但是，当我们面对不同的个体，他们的听觉理解、视觉感知、注意力水平、行为方式、情绪表达、学习能力不同，他们家庭的社会经济地位、家长受教育水平有差异时……我们知道目标就在那里，该如何走过去呢？

好的能力与语言治疗

在语音评估中，观察、评估和记录孩子"好的声音和能力"与评估和记录"异常语音语言表现"同样重要，因为这常常是语言治疗的切入点。

在语言治疗中，敏锐细致地洞察孩子的进步，并给予正确的赞赏，对于促进孩子与治疗师的配合以和推进治疗进度至关重要。

第一步：看到好的能力——观察

语言治疗中的"好"的参照物常常是孩子自身。

一个顽皮乱动、听不进去话、注意力不集中孩子是家长眼中的"熊孩子"，他几乎没有"任何好的地方"。与5分钟前，看一张命名卡片就需要动一下相比，他现在已经能够坚持看三张命名卡片，这就是更好。

一个不愿尝试、惧怕困难，一旦发现你在试图纠正他发音就立刻逃避的孩子，已经开始愿意完成你给他的小任务——能在指示下完成一个牙齿挨嘴唇的动作，这就是更好！

一个恐惧医院环境，坐在诊室怯生生持续不愿讲话的孩子，开始利用手势对你做出回应。比如：用手指出你二选一问题的答案卡片，这就是更好！

一个大龄的腭裂患者，在你的鼓励和引导下，不再强调"我做不到"，尽管尝试的结果仍然不能算为正确，但是尝试的行为本身已是更好的表现。

这样的例子举不胜举！而这一切，需要治疗师在实践过程中锻炼培养敏锐的观察能力！

第二步：说出好的能力——赞赏

"赞赏"是为了让孩子（你的个案）了解和认可他们自己的能力，以便带给他们自己继续努力的动力！但"太好了！你真棒！太了不起了"这样的话却不太适用。因为，赞赏也可能带来压力、会让个案更关注自己的弱项，可能会引起焦虑，干扰他们的行动……讲究技巧的赞赏才能发挥其激励作用！

<u>描述你所看到的</u>：你比刚才做得好，每次能坚持10秒以上了！

<u>描述你的感受</u>：我很高兴你愿意模仿老师的动作。

<u>把孩子值得赞赏的行为总结为一个新词</u>：你比刚来的时候更勇敢了。你真有团队精神。

第三步：教会家长看到孩子好的能力

带小朋友上语言治疗课的家长目标很明确，他们觉得只有听到那个正确的发音才算"不枉此课"。这往往会给孩子带来一些压力，因为并不是每一个孩子在第一节治疗课中都能立刻马上学会一个正确的发音！尤其是那些还伴有语言、注意力、情绪等问题的孩子。因此，治疗课后与家长的座谈十分必要，告诉家长治疗师观察到的孩子的"好的能力"和"进步的地方"。

比如：孩子比语音评估的时候显示更持久一些的专注力（尽管对家长来说，那仍然是一个"好动"的孩子）。这时可以教给家长在回家的路上告诉孩子今天好好坐在板凳上的时间比上次要久呢！

孩子尽管没有在第一时间学会正确的发音，但是他很在意看治疗师的示范，很愿意尝试治疗师给予的指示！可以告诉家长，这样的表现很重要。家长可以这样表扬孩子，"我发现你今天很愿意注意听讲，和老师学得也十分认真！妈妈奖励你吃冰激凌……"

意大利教育家和医生玛利亚·蒙台梭利是 20 世纪赢得世界承认的、给科学带来进步的最伟大的教育家之一。她把观察作为首要的教学用具，相信观察技能是教育中极为常见的技能。她认为：不懂得观察的老师不能从事教育行业。教育者的箴言应该是"观察的时候要注意孩子的一举一动"。如果老师能够对孩子的本能的行为和活动保持一种关注、尊重、耐心和不带任何审判的态度，她就能够有效地履行其职责。

绘本与亲子共读

为什么语言治疗课中经常使用图画书（绘本）作为教具？语言治疗课中使用的绘本有什么特殊之处吗？语言治疗师使用绘本的时候，听起来不就是在和小朋友讲故事吗？其实，这里面还是很有学问的！家长经常会问，回家后可以做些什么？

概念和数据

什么是图画书？（特别注意：不是有图的书都叫图画书）

图画书（picture book）也被称为绘本。图画书中的图画并不是文字的补充或点缀，而是传达意思的主要媒介。这些图画并不是没有意义的装饰性插图，这些图画，在激发阅读兴趣与提升艺术欣赏能力的同时，更重要的是完成叙述功能。同时这些图画具有连贯性。图画书阅读的最大价值之一就是促进儿童语言的迅速发展。

英国一家阅读研究中心 2005 年发布的研究数据表明，1~3 岁婴幼期的语言习得机会有近50%出现在图画书阅读中。图画书阅读最重要的方式之一就是亲子共读。什么是亲子共读（Parent-Child Reading）？顾名思义：家长与孩子共同阅读图画书。美国语言学家和哲学家Chomsky（1972）的研究显示，幼儿的语言发展和他们接触的图书经验明显正相关。接触图书的经验越丰富，语言发展的阶段就越高。香港中文大学心理学系Catherine McBride-Chang的研究结果显示，8个星期的对话式阅读能有效促进儿童的语言发展。

错误的阅读方式

绝大多数家长都会认为，我们是与孩子一起阅读。其实事实并非如此，我们先来看看那些常见，但却不是真正亲子共读的方式！

<u>不谈论</u>——妈妈与孩子一起阅读时，基本不谈论或者很少谈论图画书的内容。

<u>不观察</u>——妈妈或是直接照着书读故事，或是用自己的话把故事内容表述出来，不太关注自己读或者讲故事时孩子的反应。以上方式，学者们称为平行式的亲子阅读方式，显然，平行即是没有交集的意思！说明孩子与家长之间缺乏互动。

<u>任意发挥</u>——妈妈在亲子共读过程中任意发挥，偏离了图画书阅读轨道。甚至会随意、过多地无意联想，或过度注意细枝末节，表面上是围绕图画书在交流，实际上已经游离于故事情景之外。比如图画书中有个皮球，有些家长会就此启发孩子："你也有个皮球对吧？你的皮球是什么样子的呢？我们昨天去公园里玩皮球的事你还记得吗？"这样的启发完全脱离了故事内容，可能导致孩子的注意力完全转移而故事阅读也就不了了之。以上方式，学者们称为偏离式的亲子阅读方式。虽然存在互动，但是互动的内容不妥。

因此，家长和孩子的"共读"若仅仅是同看一本书，家长和儿童、儿童和图画书之间没有建立互动关系，则不是真正意义上的有利于儿童发展的亲子共读！

有效的阅读方式

亲子共读中家长要重点关注孩子和图画书两方面。随时注意儿童对图画书的反应，并围绕图画书内容展开讨论，讨论内容不要偏题。

整体策略

（1）反馈和调整　家长可以根据儿童的眼神、表情和肢体动作来判断儿童对故事的理解程度，及时调整讲故事的语气和语调或改变讲故事的方式。

（2）提问题　结合故事情节提问题，培养儿童反思、质疑、预期和假设的阅读策略。通过阅读一方面增加了孩子对更多词汇的使用，另一方面可以进行语音治疗关键词的练习（需要有经验的语言治疗师实施）。

（3）与生活联结　协助儿童将故事中所发生的事件与生活相联结，增加了在情景中使用语言沟通的机会。

如何利用图画书扩展孩子的词汇量

（1）多次阅读　同一本书阅读超过三次；

（2）多次重复、强调图画书中的新词汇或者孩子需要掌握的目标词汇；

（3）借助图画内容解释新词的意思；

（4）鼓励孩子复述新词；

（5）若故事人物少，情节简单有趣，句子结构简洁短小，同一个句子或者同一种语法结构的句子不断重复出现（为学前儿童创作的图画书大多都具备这些特点），可以协助孩子复述故事并且在故事中使用新词。

如何选择绘本

根据幼儿语言快速发展的特点，选择具有重复情节和语句的书，可重复性为幼儿参与共读提供了基础。语言治疗绘本的选择多以此为原则。

根据幼儿对时间只有初步概念的特点，多选择以时间的先后顺序描述故事的书籍。时间、方位等抽象概念也是语言治疗的内容，此类书籍若选择合适，既可以成为语音治疗的教具，也同时进行语言治疗。如《七只瞎老鼠》《好饿的毛毛虫》《嘟嘟和巴豆》系列绘本等。

结合幼儿学习判断"对与错"，选择好的行为给予鼓励，坏的行为受到惩罚的书籍，帮助幼儿建立道德观念及基本的社会规范观念。如《大卫，不可以》《大卫惹麻烦》《大卫上学去》等。

如何利用图画书的文字

很多家长在与孩子阅读绘本的时候，都有"照本宣读"的问题，那么该如何使用绘本中的文字呢？家长可以针对图画书中的文字进行提问，或者对文字进行评论和讨论。学龄前，特别是0~3岁的幼儿期，不建议指着文字阅读，文字内容主要帮助家长获得阅读中的关键信息，家长应通过孩子可以接受的方式将该信息传递给孩子。

亲子共读绘本的选择和使用

绘本对孩子语言发展的益处已是不言而喻。我们如何使用绘本在幼儿语言发育期促进孩子学习语音、词汇与语法呢?如何在语言治疗课后,配合语言治疗师进行家庭练习?哪些绘本更适合促进语言进步和构音的学习呢?

幼儿期

幼儿期语言治疗中使用最多的是具有重复情节和语句的绘本。这类绘本的可重复性为幼儿共读参与提供了基础,为幼儿在语音、语言治疗中学习关键词提供素材。

艾瑞克·卡尔爷爷在儿童绘本界的地位可谓德高望重,尤其是在幼儿启蒙认知绘本方面更是贡献突出。他极其善于把一系列的认知内容融入一个简单却有趣的小故事。绘本色彩鲜艳,构图立体,能够很好地吸引小朋友的注意力。当然,卡尔的作品内容不仅仅局限于认知,而且常常有更深的内涵,在不经意间用小孩子能懂的方式让他们体会到更丰富的情感,甚至抽象的哲理。

以《公鸡看世界》为例,该书是重复性情节、语句、抽象概念(包括数字概念、时间概念)与生活哲理完美结合的绘本。

在这一绘本中,可以看到多处使用重复的句型、相同的词汇。如每次遇见新的伙伴,公鸡会问:"你们想和我一起去看世界吗?"两只猫咪、三只青蛙、四只乌龟、五条鱼的回答:"我们想一起去!"

但是随着时间的延长,两只猫咪、三只青蛙、四只乌龟、五条鱼都以各种理由离开了周游世界的队伍。离开队伍时,他们有不同的告别方式。

在这个过程中,还加入了数字概念的认知过程。书中还罗列了动物的头像和数目,利于比较和区别。

这类具有认知和特定语言学习的绘本,可以作为2~3岁幼儿家长选择的亲子共读读本，也可以作为语言治疗师治疗课堂的工具书。

常见幼儿类推荐书单有：

《棕色的熊，棕色的熊，你在看什么?》

《月亮的味道》

《七只瞎老鼠》

《打瞌睡的房子》

《大卫，不可以》

《手套》

《下雪了》

《小黑鱼》

学龄前期

对于4~5岁的学龄前儿童，上述类型的绘本在语言治疗的课堂中多用于类化目标音，已经不太适宜作为"亲子共读"的读本，因为孩子们可能会觉得内容有些无聊。

对于这些孩子，需要选择具有丰富故事情节、一定人物关系和较复杂时空概念的，同时具有可重复情节的绘本。亲子共读的目标定位与幼儿期应有明显不同，对于不同的孩子，可能定位也不同。这时，最好有语言治疗师的指导和协助。

在亲子共读时，可以使用如下策略：

聚焦策略——吸引注意力

将孩子的注意力吸引到绘本的目标音上。将手指向图片，同时说出图片的内容。对注意力不容易集中的孩子，家长尤其注意"聚焦策略"的使用。

诱导策略——询问问题

对于能力较好的孩子（无语言问题的）：询问的问题包括描述性的、解释说明的、推论概括的、预测结果的。

对于能力稍差的孩子（有语言障碍的）：询问的问题常为选择性问题或者是非问题。

反馈策略——和孩子互动

对于能力较好的孩子（无语言问题的）：提供更多的信息给孩子，鼓励孩子参与讨论。

对于能力稍差的孩子（有语言障碍的）：要求孩子使用非口语或是较少口语的回应方式。

示 例

《小猪嘟嘟爱旅行》中，巴豆喜欢待在家里，嘟嘟去环游世界。嘟嘟在环游世界的一年当中，都会按月从一个新的国家给巴豆写明信片，告诉巴豆他的奇遇。巴豆看了嘟嘟的信，也会用他自己的方式享受在家的生活。

作者在书中并没有刻意划分两只小猪特征上的不同，而是在表情和动作上做了许多的变化，幽默有趣并能尤其吸引孩子的注意力！可以从图中挖掘出很多适合诱导策略和反馈策略的信息。

那些具有趣味情节和丰富知识内涵的绘本，适合4~5岁学龄前儿童亲子共读。语言治疗师在使用此类绘本进行语言治疗时，需要有较丰富的经验，除需要同时使用多个共读策略外，还应注意语言治疗目标的"植入"并且形成反复多次练习。

学龄前儿童推荐书单有：

《14只老鼠》系列

《爷爷一定有办法》

《不会写字的狮子》

《最奇妙的蛋》

《下雪天》

《鱼就是鱼》

…………

为读写所做的准备

家长常会问："他拿着书总是咬，还要给他看书吗？他不明白书的内容是什么，总看图，不如看卡片吧？他会跟着我后面朗读故事书，有意义吗？"

阅读如同说话，都是一件非常复杂的事情！

说话的目标是为了人与人的沟通；阅读的目标是为了阅读写作，最终是为了与更广阔的世界"沟通"……阅读能力的重要性不言而喻。

语言前期为"说话"做了足够的准备；同样，在认字以前，我们的孩子也已为读和写做了很多工作。如词汇量，识字正确，识字流畅，段落理解，读写关联，阅读愉悦等，还有一个很重要的准备工作就是"读写萌发"。

读写萌发是0~6岁儿童发展早期读写能力发展的一项重要历程。即使孩子无法阅读和书写，孩子们也会展示与读写相关的行为！

如何更好地促进"读写萌发"

· 提供充满读物的环境
· 大人-孩子故事共读
· 开展充满读写的游戏活动——有种游戏叫"识字桌游"

多买些书本，为孩子营造书本的环境一定不是难事，但是如何和孩子一起"共读"呢？

<u>了解孩子会什么，处在哪个阶段？</u>"读写"也不是一蹴而就，从开始将图书视为玩具和物品直到成为阅读初学者是有迹可循的，通常分为以下几个阶段。

探索书阶段——物体聚焦的语言前期。这一时期孩子将书当成物体，经常咬书，乱翻书。

看图片阶段——聚焦图画开始交谈。

看图也看字阶段——聚焦图画讲述故事。

看图也看字阶段——图画聚焦初学阅读。

<u>促进儿童阅读能力的策略。</u>

不用担心孩子年龄小不会阅读，实际从出生就开始孩子就接触阅读。

不只是安静地看书，可以大声朗读。

不用很多书。重复读同一本书也很有用，可以帮助孩子类化故事。

阅读要开心，以孩子为中心，跟随孩子的引导。

适合才是最好。选择符合儿童年龄发展的童书。

让孩子认识书本，对书本中的字有意识。

要与孩子有互动。共读中要有轮替沟通。

<u>选择符合儿童发展年龄的童书。</u>

选用合适的书并且鼓励孩子参与符合年龄的阅读活动才会有好的阅读品质！

婴幼儿的书怎么选？

生活主题图画书

0~1岁的孩子

图案、线条简单的大图。色彩鲜艳，如有强烈对比设计的图案。图书可以竖起来，较厚或是立体；图书可以拉开摊平，如折叠书。

书本不宜太大，方便小孩抓握。

1~2岁的孩子

插图简单，搭配少许文字；绘本具有可预测性：选择不断重复、押韵、插图与文字紧密相关联的图画书。从生活实践中挑选孩子感兴趣主题的图画书。

儿童喜欢什么样的书？

- 情景明显——简单有趣。
- 不合逻辑——好玩。
- 能够预测——有成就、愉悦感。
- 孩子阅读时的快乐体验非常重要！

早期阅读经验具有重要意义

家长出声读书是促进儿童阅读行为的重要活动。

早期阅读的目标是增加儿童对文字的接触，并给予象征性符号刺激。

建立书本的概念：学会正确的拿书方式；让孩子理解书中文字的方向是从左到右，从上到下；让孩子明白书的基本结构包括封面、封底与内文。

建立文字的概念：让孩子对文字产生兴趣，能指出认什么是一个字；了解图书内文字与图片的关系；中文具有一字一音节、一字多音、异字同音、同音异字的特点等。

第四部分

腭裂语音早期干预

腭裂带来哪些不同？

"孩子腭裂术后多久能开始说话？"——这是一位唇腭裂新生儿母亲的问题。

这个问题包含多个层面的信息：腭裂给孩子带了怎样的影响？腭裂患儿是不是不会说话？腭裂手术可以带来什么？做完手术就能说话吗？开始说话到底是怎样的一件事情？时间是怎样的？

这个问题体现了唇腭裂新生儿家长对腭裂有了部分认识，但又存在很多误会的状态。因此，很有必要向家长仔细解释，以消除误会，减轻家长心理负担！

腭裂带来的只是小小的不同。

腭裂是常见的颌面部先天畸形，其问题来源于胚胎发育时面部突起的融合障碍。既然腭裂是口腔里的问题，自然影响口腔的功能，主要表现为饮食和说话。可是，这样说太笼统，腭裂具体影响了哪些方面，影响程度有多大呢？如果唇腭裂新生儿的父母没有了解这些确切的信息，很可能会自我夸大腭裂问题带来的影响：是不是不能吃？是不是不能说？以至于在喂养或是说话中遇到的任何问题（其实是很多正常孩子也可能出现问题），家长们都可能归因于"腭裂"。

这些错误理解所带来的心理负担常常是巨大的！无疑让本来就因唇腭裂孩子的降生而焦虑的家长更是忧心忡忡，手足无措。很多家长甚至是一些非专科人员，因为暂时的喂养困难就在出生之初给孩子插上了胃管；很多家长甚至一直认为在孩子不能说话，直到见到专科医生……所以说，父母学习一些唇腭裂常识的必要性就在于此。

出生喂养

正常婴幼儿吞咽的影响因素

正常的吞咽是一个流畅的动态连续过程，由相关器官的肌肉、关节在神经协调作用下完成的，吞咽的完成即食物从口腔送到胃的过程。吞咽是一个复杂的过程，有众多的影响因素。

按照一般情况，腭裂仅仅影响了口腔结构的完整。

上腭就是一个阀门！当我们呼吸时上腭放松，使鼻腔与口腔相通。当我们说话（发非鼻音时）和吮吸时上腭向上向后运动，将鼻腔与口腔的通道关闭形成口腔负压，乳汁自然被吸到口腔里；吞咽时，上腭仍然处于关闭状态，乳汁就不会反流进入鼻腔。另外，在吞咽时喉咙处的会厌软骨自发盖住气管，使乳汁直接进入食道，从而避免乳汁进入气道，引起呛咳。

唇腭裂患儿因先天的上腭缺失，阀门功能受损，所以孩子吮吸时，无法形成口腔负压，乳汁不易吸到口腔；吞咽时，口鼻腔相通，乳汁会从鼻腔漏出。一般情况下唇腭裂患儿（不包括综合征型）并不存在影响吞咽的其他因素。

因此，当面对唇腭裂新生儿喂养问题时，在掌握基本的喂养技巧基础上（这是每个妈妈都需要学习的），使用专门的唇腭裂奶瓶以及掌握一些喂养技巧（最好能咨询唇腭裂专科护理师），大多能很好地解决这一问题。

腭裂对说话的影响

单从发音角度讲，说话在专业上称为Speech，即为"语音"或是"言语"。

"说话"是口头语言的媒介，是复杂的系统，需要多个系统参与，有众多的影响因素。

腭裂影响了发音时的共鸣系统。共鸣系统中的腭咽功能即上面提到的管理口腔和鼻腔通联的"阀门"。在了解"阀门"如何影响说话之前。先了解一些简单的关于声音的知识。

我们所说的语音可以这样分类：发音时，在口腔内没有明显阻碍的音，称为元音；发音时，强气流在上声道受到阻碍的音，称为辅音。

在辅音中，一类需要鼻腔参与共鸣，称为鼻音；一类不需要鼻腔参与共鸣，称为非鼻音。当发非鼻音时，腭裂的影响就显现出来了。

在非鼻音中（阀门关闭，口鼻腔已分开），一类需要较高的口腔压力（阀门需要严实闭合）；一类不需要那么高的口腔压力（阀门不需要严实闭合）。因此，当发高压力辅音时，腭裂的影响就更显著了。

理论上讲，在整个发音过程中，腭裂仅影响的是发音的共鸣系统。所以在发音时腭裂会影响部分音的发音，并不是全部。

在临床实践中我们发现，未经腭裂手术儿童也可能完全构音正确，而已完成腭裂手术儿童却只能仅仅会发几个音的情况。我们也发现腭裂术后，孩子发音很快就能改善的情况；也有术后孩子很久也未能开口说话的情况。

究其原因，还是那句话，语音是复杂的系统，需要多个系统参与，拥有众多的影响因素。

语音发展就是一个很重要的影响因素。语音是一个习得和发展的过程，并符合一定的规律。当出现腭裂这一影响因素时，在时间的作用下，腭裂孩子的语音发展与正常孩子的语音发展出现差异。

尽管腭裂是小小的不同，但是在众多复杂因素的作用下，可能有大大的差异！其实，没有腭裂的孩子，也会因为其他的因素让他们在说话时彼此有差异！

思维说：

对于家长，我们担心你们认识不足，不够重视；我们更担心你们错误曲解，扰乱心绪，无益治疗。

希望家长不至于因无知而恐慌失措；不至于因无助而失去治疗信心！腭裂只是喝奶、说话的影响因素之一；腭裂只是一个小小的不同。大多数情况下，腭裂孩子都是健康宝宝！

说说腭裂治疗中的时间

一个唇腭裂孩子，从诞生的那一刻起，"时间"就在治疗与康复中扮演着重要的角色。一方面，唇腭裂的关键性治疗均有时机，若错过适宜治疗时机，常会使治疗复杂化，同时治疗效果也会受到影响。另一方面，在时间的变化下，孩子的生长发育会影响治疗效果，并可能会产生新的问题。在不同的时间点需要多次评估，并再次制定治疗计划。而对于腭裂孩子，"时间"是治疗和康复的关键！

最重要的时间问题

什么时间手术？

8~12个月是目前国际公认的适宜的初期腭裂手术时间。语音的发展在小婴儿出生的第一年就已开始。8~12个月时手术，主要考虑的是尽量减少器官缺陷（上腭裂隙）对语音发展的影响。

能不能再早一点呢？比如在咿呀学语期之前（5~6月），不是更有利于语音发展吗？但人的复杂性就在于，问题从来不是单因素的，进行腭裂修复手术，还需要考虑其他很多因素，比如裂隙的严重程度、患儿的身体状况、全麻手术的适应证等。作为语言治疗师，从功能康复角度，会提倡尽早手术，但最后的决策均是腭裂治疗团队综合考量的结果！

为何错过了手术时间？

错过腭裂手术时间原因调查。针对这一问题，我们曾在患者群中进行了1项为期18个月的调查，错过适宜手术时间的原因主要有：①缺乏治疗信息获得渠道或者获得错误治疗信息占65%。患者家属不知道什么时间做手术，也不知道去向谁咨询，或者咨询到了错误的信息。②患儿喂养欠佳低体重26%。因腭裂带来口鼻腔相通导致的喂养困难，常常使腭裂患儿因喂养不良在适宜的手术年龄体重过低，从而无法耐受手术，只能等待。③经济因素占6%。经济特别贫困，甚至不能支持手术治疗相关的其他费用（路费、生活费、门诊药费等）。④其他因素占3%。

家长需重视咨询，医务人员也有义务和责任告知家长适宜的治疗时间！当然，随着经济发展和时代进步，信息获取更为便捷，这一切也更易实现！

最易遗漏的时间问题

腭裂术后为何要复诊？

伴随孩子的生长发育，通过腭裂术后复诊，尽早发现不利于儿童沟通发展的因素并进行处理，是腭裂术后复诊的核心目的，也是康复的保证！

具体来讲，复诊目的包括：检查伤口愈合情况；了解婴幼儿语音语言发展情况并给予早期干预指导建议；随着生长发育，评估语音发展变化情况；监测中耳功能；根据腭裂术后腭咽闭合功能的评估结果选择不同的治疗方案；语言治疗等。

腭裂术后复诊时间

不同的唇腭裂治疗中心腭裂术后的复诊时间会略有差异。治疗师安排每个患者复诊时间时，除了遵循序列治疗团队的治疗时间表外，常常会依据患者自身的条件（康复水平和就医条件）进行调整。

尽管存在差异，但是依据复诊目的，家长可参考以下时间表：

· 检查伤口愈合情况，或家长认为需要检查伤口愈合情况，一般在术后1~3个月。

· 接受语言治疗师有关儿童语音语言发育早期干预指导，一般在12个月至3岁。

· 检查中耳功能，依初次检查结果，每6月或1年复查1次。

· 初次语音评估，一般会安排在2岁半至3岁。通过第1次评估，治疗师会形成关于语音语言发展和腭咽功能的主观印象，由此决定复诊间隔时间是6个月还是1年。

· 4岁至4岁半：全面评估腭咽功能（包括客观评估），并决定进一步的治疗方案。方案包括语言治疗或是腭咽闭合不全的手术治疗。若接受腭咽闭合不全的手术治疗，需术后6个月再次评估语音，或至少术后6个月至1年再次评估腭咽功能。

- 若语音发展符合典型发展儿童，每1~2年复诊一次。
- 牙槽突裂植骨前（9~11岁），需要再次评估腭咽功能，了解面部生长发育（包括腺样体萎缩）对腭咽功能带来的影响。
- 正颌手术治疗前后，需进行腭裂语音评估及腭咽功能评估，预测正颌手术对腭咽功能的影响，评估正颌术后的腭咽闭合功能。

语音治疗师也说术前正畸治疗

术前正畸治疗是什么？

新生儿体内的雌激素水平较高，故而软骨柔软且具有很大的可塑性。1993年美国纽约大学正畸医生Grayson，利用这一特点对唇腭裂新生儿实施以矫正鼻畸形为主的治疗。通过长期研究，他发现鼻小柱的整形效果可以维持。

现在，术前正畸治疗已经成为现代唇腭裂序列治疗的第一步。近10年来，国内正畸临床也开始应用术前正畸治疗对唇腭裂新生儿进行治疗。

术前正畸治疗可以带来什么？

如果家长朋友问起术前正畸的作用，我们一般这样告知你们：
- 缩小唇部和牙床的裂隙；
- 减轻鼻子的不对称畸形；
- 降低了宝宝唇腭裂畸形的严重程度；
- 提高唇腭裂修复术的手术效果。

如果你去医院，医生也会向您展示术前正畸的治疗效果图。

术前正畸可以帮助腭裂孩子的说话吗？

咿呀学语阶段至语言期之间的持续口腔运动是婴儿在语言前期声音得以发展

的重要反馈。研究表明：因为语音是一种有技巧的口腔运动行为，练习能够增强运动的控制力和精准度。如果患儿经常练习某一声音的动作，该动作就能够被自主地表现出来，这样，婴儿在发出有意义的单词时就会运用这一动作。

腭裂的影响在哪里？

在腭裂手术前，小婴儿在腭部裂隙未封闭的口腔环境中进行各项口腔运动，包括吮吸、吞咽和发音。口鼻腔的相通使发音扭曲（鼻音化），硬腭的缺失使婴儿丧失了一块重要的"语音练习区域"，从而导致其舌前部的发音受到了影响。

腭裂的影响是什么？

在腭裂的口腔环境中，是否存在异常的运动呢？如何看见呢？在众多的图像技术中，超声波被运用于对语音语言的研究已经有近40年的历史。在20世纪80年代就有学者报道使用超声图像研究婴儿的吮吸过程。

超声的研究结果显示：正常婴儿在吮吸时舌的表面显示出了规律性和持续性的运动，而腭裂婴儿无论在有无腭盖板时舌后部向下运动的范围均大于正常婴儿。通过对吮吸时超声探头到舌的最低点和舌的最高点的比值计算，唇腭裂婴儿的比值低于正常婴儿。

可以弥补这一影响吗？

Trost-Cardamone 提出一个设想：能否通过给腭裂婴儿佩戴腭盖板来解决这一问题呢？腭盖板能够为婴儿在 4~6 个月和 6~10 个月时提供一个重要的舌可以接触的构音表面。

研究结果显示：腭裂患儿若不佩戴腭盖板，舌表现出无规律的蠕动，且该蠕动因舌面简单而重复的运动而中断，无法形成有规律的循环；佩戴腭盖板的婴儿中却不存在这种不规律性。

很多研究显示，佩戴护板至腭成形术前的患儿表现出了正常的语言发展。佩戴护板失败以及手术时间较晚的患儿表现出了代偿性发音。佩戴腭护板可以促进舌尖音的发展，但这种差异仅表现在了12个月时佩戴组与对照组之间。佩戴腭护板有利于2~3岁患儿语言理解度的提高。

持续佩戴腭护板至腭裂术前，对患儿的语音发展有促进作用，且佩戴腭护板能够阻碍异常舌位运动，减少腭化构音的出现概率。

在本书中详细地向大家说明了腭裂患儿在语言前期（一般为出生至1岁左右）因器官结构缺陷而导致的在语音发展上的问题。以上的研究证明，术前正畸用腭护板除了大家所熟知的传统的作用外，似乎能够成为腭裂患儿早期语音发展迟缓的又一解决方案。

对于家长，如果孩子出生后即接受了术前正畸治疗，这些研究结果无疑会增加你们治疗的信心和配合的程度。

不可忽视的腭隐裂

在语言门诊中，很多孩子家长都会这样描述孩子的说话问题——"孩子小时候说话不清楚，总觉得长大就好了，老人也这样说！"结果是，长大了却没有好……

"腭隐裂"就是一类这样的问题，它属于"腭裂"，而且是一种"隐匿"（不易发现）的腭裂。正因为这样，让很多本着"长大就能说好"观念的家长们，当面对孩子"说话不清楚"时，常常被动等待；也因为隐裂，让那些带着孩子去例行体检的家长们被告知"舌系带没有问题"之后继续等待，直到自己感觉不能再等了（通常为孩子要学拼音，快上小学时）才去专科医院找到专科医生就诊，才恍然大悟……

有多少孩子可能是腭隐裂？

每 1250~5000 个儿童中有 1 个腭隐裂患儿。腭隐裂在儿童中的发病率为 0.02%~0.08%。

也就是说：大约每 600 个新生儿中有 1 个是唇腭裂患儿（中国数据），大约每 17 个学龄前儿童中有 1 个语音障碍儿童（英国、美国数据）。

腭隐裂是什么？

有学者研究发现，腭隐裂表现为肌肉细胞的萎缩和肌纤维的异常分布，导致了腭腱膜的张力缺失。

腭隐裂表现形式多样

根据众多学者的发现总结，腭隐裂的核心特征是"肌肉"异常，解剖变异大，表现形式多样。非专科医生对此经验不足，可能会漏诊。这也是有些患者去检查时医生说没有问题的原因。

1954，Calnan 定义了腭隐裂的经典特征：悬雍垂分叉、腭部肌肉分离（palate muscle diastasis）与硬腭后缘切迹。

悬雍垂分叉通过口腔检查即可明确。软腭部肌肉分离需要一定经验的口腔医生检查才可识别，多表现为中线透明带；发"/a/"音时，软腭部表现为中线两侧肌肉束的隆起。硬腭后缘切迹可通过腭皱形态估计或通过影像学来检查。

后来有学者报道：约 50% 的病例同时具由以上 3 种特征；30% ~40% 的病例只具有 3 种特征中的 2 种；还有 10% ~20% 的病例只有在图像检查或是手术时才能看到肌肉分离的证据，这一类被称为隐性腭隐裂。

当腭隐裂与一些综合征并发时，常表现为更多的形态变异。

以往，学者将其定义为"软腭肌肉"问题，但近年有学者也发现腭隐裂患者的硬腭骨质也存在不同变异。有学者将腭隐裂的硬腭骨质异常分为了 3 类：

Ⅰ：后鼻棘缺失。

Ⅱ："V"形切迹。

Ⅲ：骨缺损至切牙孔。

有学者将腭隐裂的硬腭骨质异常分为了 4 类：

Ⅰ：硬腭无"V"形切迹。

Ⅱ：硬腭部分裂开（主要类型）。

Ⅲ：硬腭裂开至切牙孔（主要类型）。

Ⅳ：硬腭裂开至牙槽骨。

另外有的患者还存在犁骨的解剖变异。

形态并不决定功能

形态与功能间的逻辑关系在"腭隐裂"中并不完全成立！形态是指腭隐裂的各种隐匿表现形式；功能是指软腭的功能和软腭的肌肉功能。

腭咽功能是参与语音的重要生理功能之一，主要影响共鸣（鼻音）、鼻腔气流、咬字发音等，但是腭隐裂的解剖形态缺陷的严重程度与语音异常的严重程度并不一致。只有 50% ~65% 的腭隐裂患者表现为高鼻音；有 30% 的腭隐裂患者表现为低压力构音；腭隐裂患者所表现出的"咬字不清"并不完全由腭隐裂引起。

隐裂中的"隐形"

如果没有发现肉眼可见的形态异常，但却表现为鼻音、特征性语音等，同时还可能在婴幼儿期存在喂养问题，那么这类患者很可能就是"最隐蔽"的腭隐裂患者了。隐性腭隐裂通常在腭咽闭合不全变得明显而引起语音异常时才能够被发现。

该类患者常以"语音不清"就诊于语言治疗门诊。这就是一些专科医生（对鼻音并不敏感的口腔科/耳鼻喉科医生）可能漏诊的原因！

在语言治疗门诊，在对患者进行腭咽功能评估环节时，常常在鼻咽纤维镜下看到患者有平的或凹陷的软腭，或软腭鼻腔侧黏膜有"V"形凹陷，这提示悬雍垂的肌层发育不全以及软腭肌肉的分离。隐性腭隐裂更易发生在各种综合征中。

家长们，当感觉孩子说话不清楚的时候请一定要及时就诊。

缺陷与生长发育

从腭裂孩子出生的那一天起，即步入了婴幼儿生长发育的队列，也承受着腭裂所带来的一切影响。腭裂的器官缺陷与婴幼儿的生长发育相互交织，随着时间演进，每一环节都可能对未来"正常的语音语言及沟通"带来影响，而这些影响随着时间的延长，产生累积放大效应。

国外腭裂语音治疗专家把"腭裂语音治疗"描述为"沟通障碍中最神秘的部分"，可以说，这是对这一复杂交互变化过程的艺术性概括。

作为孩子的家长，常常被困在这一复杂的过程中。你也许有这样的体验，即使孩子是同一病房，同期入院，同一年龄，同一手术医生，但每个孩子的语言康复情况仍然不同。

缺陷与生长的纠葛

基于对语音语言发展基本规律的认知和对腭裂解剖异常的认识,研究者们发现腭裂孩子语言功能的康复是一个复杂的多因素问题。在众多的影响因素中,既包腭裂孩子的先天因素,也包括他们所经历的医疗干预和动态变化的成长环境。

语言前期语音语言的发展、腭裂手术(包括手术时间和手术质量)、术后器官功能的恢复程度(是否具有良好的腭咽闭合功能)、中耳功能的变化、语言发展水平、家庭语言发展环境、接受干预和治疗的时间、孩子自身的认知能力甚至性格特质以及孩子的整体健康状况都可能影响语言的发展。

每一环节都可能对未来"正常的语音语言及沟通"带来影响,且影响因素之间彼此也存在相互影响的关系。这些环节对时间敏感,越是早期发生的问题对未来的影响越大;同样的,越早给予孩子适宜的处理,就会带来更有效(更快、更优)的康复。

这就是为什么我们在腭裂术前就要开始关注孩子的说话问题。腭裂手术要尽量在语言前期结束前完成(9~12个月)。患者错过适宜手术时间,不但术后器官功能恢复良好的概率下降,而且代偿性发音出现的可能性也将增大。

腭裂婴儿自语言前期即出现语音发展迟缓,而因素和前文中提及的初次术后腭咽功能恢复效果的不确定性,使得腭裂幼儿期词汇发展面临极大挑战,词汇发展迟缓还会进一步影响语法、句法、语用等发展,直至甚至对孩子的生活品质和学业造成影响。这也是要进行早期干预的重要原因。

随着孩子生长发育,鼻音可能会加重;正颌术后患者的鼻音也可能加重。器官功能不良的孩子即使进行语言治疗也收效甚微;器官功能良好的腭裂孩子仍然还会咬字不清……

你不知道的故事
——腭裂婴幼儿语音语言发展

降生时

唇腭裂孩子的降生，常常给家长带来很大的打击，唇腭裂孩子的妈妈除了需要面对内心的创伤，还需要面对唇腭裂，尤其是腭裂孩子降生带来的第一个棘手问题——喂养困难！

妈妈和家人们将主要的精力放在了如何寻找合适的奶瓶以及如何让孩子有效地进食方面，家庭成员已经在网上或是去有关医院咨询该如何治疗以及可能的花费！

有的家长可能已经开始知道，腭裂会对孩子的说话产生影响需要手术治疗，然后把所有的心思放在准备和等待手术上面。这确实是一个艰难的过程。殊不知，此时，腭裂宝宝的语音语言能力已经在悄然发生改变！

开口说话前的事儿

一个正常小婴儿的语音是如何发展的？这里要向家长科普了一个重要概念——开口说话前的那些时光（语言前期）真不是白白度过的！

与正常孩子相比，腭裂孩子语言前期的发展是迟缓的。

大多数腭裂宝宝，会在1岁至1岁半接受腭裂手术，当然还有很多的孩子手术时间甚至更晚。因此整个语言前期，腭裂宝宝们只能在口鼻腔相通的环境中练习发声。研究表明，语言前期的发声练习能够增强肌肉运动的控制力和精准度。越是经常练习某一声音的动作，该动作就越能自主地表现出来，在婴儿在发出有意义的字词时就用到这一动作。

硬腭的缺失使婴儿丧失了一块重要的"语音练习区域"。使发音时，以非舌腭接触的方式代替了原有的舌腭接触，使特别是舌前部的发音受到了影响。同时，口鼻腔相通不仅影响腭裂宝宝形成正常声音所需口腔压力，还干扰、阻碍宝宝学习如何控制口腔气流。因此，在腭裂婴儿咿呀学语期（6个月以后）会有以下现象：

出现的时间较正常婴儿晚

别的孩子都已经能发出各种声音了，唇腭裂宝宝还不行。

发声的频率也较低

别的孩子嘴里常常会有声音，唇腭裂宝宝好像很少。

发声的内容单一

别的孩子嘴里可以发出各种不同的声音，唇腭裂宝宝就不行了；容易出现一些鼻音（m，n，en等）等不太需要口腔压力的声音；常常发不出像"baba，dada"之类（需要口腔压力）的声音；甚至会出现鼻子和喉咙发出的声音。

我们的嘱托

唇腭裂宝宝们发出的声音较少，因此，当唇腭裂宝宝们发出各种声音时，父母们都会很高兴，会以各种互动形式（喜悦的面部表情、快乐的声调、表扬的语言等）给予宝宝们正向反馈！这是很好的陪伴方式，我们前面说过，互动总量对于孩子的语言发展非常重要！可是，对于腭裂宝宝的发音，没有判断而一味正向强化，可能还会起到相反作用。

对于来自喉部或是鼻部的发音应避免给予强化，最好在听到此类声音后，示范正常的发音或是发声。

腭裂宝宝的人生并不是从腭裂术后才开始。

很多孩子在说话之前接受手术（虽然已经有了少量的咿呀学语），父母们常常把孩子出生以来的各种失望情绪寄希望于一次手术来化解，假想只要孩子一做完手术，就会开口说话。家长会认为宝宝的人生从手术后真正开始。这一美好的愿望，不但"神话"了我们的外科医生，也徒增了自己的困扰！因为任何的比预期的迟缓结果都可能带来失望情绪！其实，孩子关于发音和语言的变化已经悄然声息地发生了很久……

当唇腭裂宝宝的父母对相关知识了解得越多时，内心的焦虑会减轻，内心的期待会切合实际，会更积极配合医生的治疗孩子会在早期接受干预和帮助，这使得腭裂对孩子语音语言的影响会在术前降至最小。请家长们接受孩子的问题，面对问题，寻求帮助。

新生唇腭裂宝宝的父母，当孩子出生时，请您就近前往具有唇腭裂中心的大医院，主动向语言治疗师寻求咨询和帮助！

腭裂婴幼儿手术时和手术后的语音语言发展

手术时间

每一位腭裂孩子的父母，无论你的孩子是否已经进行了手术治疗，想必一定记得医生对你的叮嘱："腭裂的手术时间是影响腭裂手术治疗效果的重要因素""建议孩子在1岁之前进行手术治疗"。根据目前的国际共识，绝大多数的唇腭裂手术医生会选择在8～12个月时执行腭裂修复手术！美国的一项关于手术时间的调查显示：306名外科医生中有96%将腭裂手术的时间为安排在患儿6～12个月时。

为什么不能更晚？

腭裂孩子在咿呀学语期语音发展就已经滞后，而腭部的结构缺陷是引起滞后根本原因！

在语言前期，语音语言发展和孩子们的变化已经在悄无声息地进行时。因此，不建议错过最佳手术时间。

为什么不能更早？

既然腭裂手术时间与腭裂患儿的语音发展息息先关，不是越早越好吗？

手术治疗除了考虑恢复语音功能外，还需关注面中部的生长发育，全麻手术还需考虑气道管理和风险控制等。综合以上因素，权衡各项利弊后，理想的腭裂手术时间是不宜早于6个月。

需要注意的是，"手术时间"从患者群体角度考虑的，关注的是"应该进行手术"问题；而"能否进行手术"考虑的是个体，除了患儿年龄，还需关注患儿本身的各项条件是否符合全麻和手术的适应证。这一点家长是需要了解的。

手术后——术后 6 周

术后随着伤口的愈合以及伤口护理娴熟度的提升，父母们会逐步将注意力转移至关注孩子的发音上！当父母们发现，孩子不但没有立刻变得会说话和说话清楚，而且发音还不及以前了，甚至都不愿意讲话了。此时，父母们千万不要失望和胡思乱想……

在术后，因手术伤口的愈合问题，发音频率和多样性在术后会立即明显下降，孩子们通常需要 6 周左右的时间才能够恢复到术前的发音水平。注意：发音的水平是指孩子发出的任何声音都算！

因此，术后一个半月，父母们可以调整自己的关注点，将注意力放在如何和孩子形成更好的互动上！这样不但可以改善你对孩子手术效果担心的焦虑，而且会让你（尤其是母亲）拥有更多与孩子相处的乐趣。

术后 6 周以上

在临床工作中我们有时会碰到，孩子还没有出院（术后 7 天内），家长就满面笑容地来告诉我们，孩子会叫"爸爸"了！特例总是有的，那真的要恭喜你和孩子了，我们已经可以初步预测孩子的腭咽闭合功能恢复得不错！但是，对于大多数的家长，建设把对孩子发音的观察和期望放在术后 6 周。

观察什么音？

我们要观察新的声音：只要是"声音"都算，不一定非要是"有意义"的字。是不是声音种类更多呢？举一个典型的例子：比如以前将"爸爸"的声音发成类似"mama"，而现在的"爸爸"已经很清晰了！

发音代表什么？

发音意味着手术的修补开始起作用了，孩子的语音多样性在扩展了。

腭裂术后孩子会叫"爸爸"吗？

腭裂术后复诊，治疗师和经验丰富的外科医生都会问家长孩子能把"爸爸"说清楚吗？家长会开心地说："做完手术，我们家孩子把'爸爸'说清楚了，不再是以前的"mà ma"了！"留心观察的家长都会有这样的印象，腭裂孩子术前，常常会叫"妈妈"，但是很难叫出清晰准确的"爸爸"。"爸爸"的发音如此重要，不仅因为"爸爸"是家里的非常重要的人物，更因为"爸爸（bà ba）"是一类发音的代表！

1~3岁腭裂患者语音语言发展特点

声母多样性的发展受限

考察孩子语音发展时，早期（一般为1~3岁前）会较多的关注音的多样性，即语音广度（phonetic inventory）；3岁后关心的是发音的准确度，正确使用语音的能力，即音素广度（phonemic inventory）。

孩子自咿呀学预期就出现的语音发展迟缓，使得腭裂术后，腭裂孩子在发出不同声音的能力上与正常孩子存在差别，学术点的说法是孩子声母多样性的发展受限。

汉语拼音有23个声母，除去/y/、/w/（/y/、/w/为零声母，为/i/和/u/韵母发音时，前面没有声母时的书写方式）外还有21个。对于腭裂孩子，可能只能发出21个声母中的少数。

口腔塞音出现较少

"塞音"是针对发音方法而说的，汉语拼音中的塞音有/b/、/p/、/d/、/t/、/g/、/k/；"口腔塞音"是针对区分"口腔的声音"和"喉咙的声音"而说的。口腔塞音出现较少是指：即使是腭裂术后的孩子，不易发展出塞音的多样性！只能发出其中的少数或是不能发出。在以上 6 个音中，因为"爸爸"的发音缘故，所以塞音/b/可能是每个孩子生活中最早涉及的此类发音了！

舌尖音出现较少

舌尖音包括舌尖音、舌尖前音、舌尖后音。腭裂孩子在这些音的发展上也会受限。

词汇量较少

因为在发音层面首先受到了限制，因此，孩子会选择性地学习和使用其语音系统中已有的声音组成的词汇，这使得表达性词汇的数量发展受限。

20 世纪 90 年代，学者们的视角都偏重于发音错误的研究。比如，他们研究了 18 个月时的后置构音错误与 5 岁的后置构音错误存在正相关关系。2000 年后至今，学者们研究视角度得更加积极和多样。比如哪些音的出现能够预测后期语音语言表现。2003 年，腭裂语言病理学家 Chapman 的研究中显示，腭裂患儿术前 9 个月大时和术后 13 个月大时的塞音百分比（percentage of true stops）与 21 个月时出现的塞音相关。

反映语音发展的指标包括辅音个数，全部声音中的辅音广度，可以理解单词中的辅音广度，可以理解单词中的塞音百分比。

反映语言发展的指标包括出现两个字的词汇个数，10 分钟对话中词的多样性。上述指标有不同程度的正相关关系，尤其以术后腭裂患儿 13 个月大时的语音表现能预测未来的语音和语言发展水平能力。

值得一提的是，在正常儿童中，看不到这样的预测关系。与正常儿童相比，唇腭裂儿童早期的语音特质在很大程度上影响其晚期的语音及语言表现。

谁来预测口腔塞音

从发展上看，患儿的口腔塞音最易受到影响。如果患儿口腔塞音发展较好，表明有不错的语音能力！

从 2000 年左右至今，大量研究证明（近 20 年，近 15 篇研究）：患儿 18 个月时口腔塞音的数目和不同类型塞音的个数对于 3 岁时孩子的语音发展具有预测作用。

如果孩子在腭裂术后（一般为 1 岁半）能清楚地更多地发出/b/、/p/、/d/、/t/、/g/、/k/的声音，比如孩子能够把"爸爸""哥哥""拍拍"以及与这些声母组合的字和词讲清楚，就表明孩子们在未来（3 岁时）会有较好的说话能力。这一能力不仅指发音能力，也包括词汇能力。

家长该关注什么？

与正常孩子相比较，虽然腭裂孩子在幼儿期存在语音语言发展迟缓的问题，但是我们把着眼点更多地放在他们"好的能力上"会更有意义！腭裂术后，我们观察孩子塞音的发音情况，这是一个非常简单和实用的判断指标！

家长们可以在腭裂术后至少6周后，留心观察孩子使用这些音的发音情况！如果孩子们有这些"好的声音"，家长们应该对孩子未来的说话能力更增添一份信心！

另外一方面，如果腭裂术后家长并没有观察到前文提及的预测指标，首先不要妄自灰心和失望，一定要如期带孩子复诊，请言语语言治疗师评估和诊断。

再谈他不会叫"爸爸"

"医生，我的孩子还是不会叫爸爸！"
"孩子做完手术多久了？"
"术后2周。"
"医生，孩子总说不清'爸爸'，我是不是就不教了？"
"医生，孩子不会说'爸爸'，是不是说明孩子恢复得不好？"
"医生，孩子会说'哥哥'，可'爸爸'还是说不好！"

父母们有点迷惑，有点无措！他会叫"爸爸"，意味着"好"；他不会叫爸爸，就一定意味着"不好"吗？

说"爸爸"的时间问题——术后6周是观察起点

术后，随着伤口的愈合以及伤口护理娴熟度的提升，父母们会逐步将注意力转移至关注孩子的发音上！如果父母们发现孩子不但没有立刻变得会说话和说话清楚，而且发音还不及以前了，甚至都不愿意讲话了，此时，父母们千万不要失望和胡思乱想……

要知道因手术伤口的愈合问题，孩子的发音频率和多样性在术后会立即明显下降，孩子们大概会花6周左右的时间才能够恢复到术前的发音水平。

说爸爸的内容问题——除了"爸爸"，还有世界

腭裂影响大多数的汉语发音（鼻音/m/、/n/和低压力声母/h/、/l/外），尽管"爸爸"能够一定程度上代表腭裂所影响的那些发音，但这并不是腭裂孩子的全部。

正确发音的目的是为了能够拥有清晰的口语，清晰的口语是语言表达的重要基础，而良好的口语表达能力则是为了实现有效沟通！口语也仅仅是沟通的一种方式而已！

小婴儿出生后便通过眼神、手势和声音来表达沟通意图，小婴儿的主要陪伴者（一般为妈妈）在与孩子的互动和回馈中，构建了小婴儿的沟通环境；在小婴儿能够发出10词左右时，小婴儿其实已经理解环境中的至少50个单词……

尽管婴幼儿期孩子的沟通能力、语言能力和语音能力都在发展并相互促进，但是"语音能力"因其特征明显（说得不清楚，谁都能听出来！）会在无形中占据了父母们心中的重要位置。

对于腭裂孩子的家长，情况更是如此。当孩子出生，他们第一次接受咨询，第一次见外科医生，甚至是在签署术前知情同意书时，一直都在被告知"孩子未来在很大程度上会有发音问题"。发音问题就这样深深地植入了腭裂父母们的意识！所以，当孩子咬字不清时，尤其是术后还持续存在咬字不清时，家长的注意力更加集中于"发音"上。

生命的头3年，对于任何一个婴幼儿，无论在语言还是在肢体运动能力、认知、情感、行为、性格的发展中，都具有举足轻重的地位。在"发音"之外，还有"语言"，在"语言"之外，还有孩子"整个人"！在"爸爸"之外，其实，可教的东西还很多！

说"爸爸"的发音问题——具体问题具体分析

腭裂术后，家长可以看见的是"关闭的裂隙"，看不见的是"腭咽功能的恢复"；腭裂治疗，家长分得出"发音清晰与否"，却分不出"哪些音是错误习惯，

哪些音是腭咽功能恢复不佳的表现"。真正的目标是否达到，这需要专业人员的全面评估！

至于那些发错的音代表什么，如何纠正，已经属于专业范畴，至少需要在言语语言病理医师分析孩子情况后，在言语语言治疗师的指导下，再去考虑"纠正"！

腭裂词汇发展的问题

腭裂语音语言发展的连锁反应

连锁反应的基础——语音语言密不可分

咬字不清和鼻音是家长们已经普遍认识到的唇腭裂或单纯腭裂患儿的主要语言问题。但语言问题却不仅限于此。语言的主体包括语言的"形式""内容"和"使用"，语言的形态包括"理解"和"表达"。语音与语言密不可分。

连锁反应的结果——词汇发展受限

腭裂婴儿在裂隙未封闭的口腔环境中经历了语言前期的发展，无法进行正常发音，而使得发展迟缓成为必然结果。腭裂孩子的表现有：①发声出现的时间较正常婴儿晚。别的孩子都已经能发出各种声音了，唇腭裂宝宝还不行。②发声的频率也较低。别的孩子嘴里常常会有声音，唇腭裂宝宝好像很少。③发声的内容单一。别的孩子嘴里可以发出各种不同的声音，唇腭裂宝宝就不行了。容易出现一些鼻音（/m/、/n/、/en/）等不太需要口腔压力的声音。常常发不出像"baba，dada"之类（需要口腔压力）的声音。甚至会出现鼻子和喉咙发出的声音。

对于大多数的唇腭裂患者来说，唇腭裂婴儿在辅音发展中的受限将会持续到腭裂术后的幼儿期。在12~36个月的语言发展关键期，正常发展的孩子会快速扩展其对语言的理解和使用，2岁时能够表达的词汇量为300~300个，30个月时可达700个。但是，语音与语言的息息相关，在发育早期的表现更为突出，这种关联在腭裂儿童中则更为复杂。

除了语言前期的发展滞后外，一方面，并不是每一个腭裂孩子都能及时（12个月）进行修复手术从而改善口腔缺陷。腭裂幼儿可能在进入词汇快速发展期（16~30个月）时仍未能进行手术治疗。另一方面，即使腭裂修复术后，也可能存在腭咽功能异常。这些均是常见的语音语言发展不利因素。在影响腭裂沟通的多种变量因素作用下，语言前期发展受限带来的影响将会累积放大。

词汇量的大小直接与可以发出的声音有关。腭裂患儿发出的辅音量少，对早期的语言发育产生了连锁效应。腭裂患儿在1岁以内表现出语音受限，从第一个单词出现就开始影响早期词汇的学习。腭裂孩子常常以能发出的语音来选择词语，学习含有他们能发出的音的单词比学习那些含有新的声音的单词快得多。一些研究显示，腭裂孩子不仅存在表达性语言受限，还存在不同程度的接受性（理解）语言受限。学龄期，存在明显语音缺陷的患儿始终存在语言缺陷，主要表现为词汇量更小，平均句长更短。

连锁反应的反思——家长该如何了解词汇发展？

根据已有的标准化量表，通过父母报告来测量孩子词汇发展是治疗师常用的方式。约20种语言通过父母报告形式的量表来评估，其中也包括普通话版和广东话版。通过父母报告可测量8~30个月婴幼儿语言发展。由于父母能在日常生活中观察自己的孩子，因此他们所报告的资料更能反映儿童语言行为发展的真实情况。

通过父母报告形式可在较短时间内完成对儿童语言发展整体情况的评估。量表的评估结果可作为评估儿童语言在不同时间发展情况的参照标准尤其可用来监测临床干预的效果。

连锁反应的反思——家长该如何做？

家长应积极学习各种唇腭裂治疗资讯；在适宜时间接受腭裂手术；建立预防观念，尽早接受评估和专业人士的治疗指导。

同时，家长应学习应对措施，掌握并有意识地实施家庭干预技术。

腭裂术前父母可以做什么？
——语言前期干预策略

当唇腭裂新生儿的父母开始慢慢走出心理的困境，学会并适应了孩子的喂养，一切看似即将步入正轨，接下来，等待手术，似乎宝宝的人生自手术后才是真正开始……

不知道家长朋友们是否留意，在您能够查到或是看到关于唇腭裂序列治疗的宣传册、书籍中是这样描述的：唇腭裂孩子出生后，需要唇腭裂序列治疗团队对孩子会诊。这个团队包括整形外科医生或颌面外科医生、正畸科医生、言语语言治疗师、专科护理师、临床协调员等。

很多家长，在腭裂术后也第一次接触到言语语言治疗师！其实，在婴儿期，言语语言治疗师除了向家长提供"腭裂带来哪些影响"的咨询外，更重要的是为唇腭裂父母提供语言前期的干预策略。治疗师的职责在于帮助父母，最大化发挥父母的作用，对于那些存在语音语言发展风险的孩子，此时的付出和干预，会让孩子们终身受益！

认知沟通模式，创造沟通环境

一个6个月大的小婴儿，能够回应他人的情感表达并且常常看起来很高兴；会通过自己发出声音来回应其他的声音；当开心或是不开心时都会发出声音。这些都是他们在尝试在与这个世界的沟通。

客观上讲，沟通是双向的，无论是小婴儿还是父母，任何一方对于沟通没有积极或有效回应，都会抑制对方的沟通行为。妈妈们都喜欢与爱笑、爱发出声音的宝宝互动，就是这个道理。这也是为什么研究显示，语言障碍孩子的父母和宝宝之间的互动水平会比正常宝宝低。

小婴儿因为本身的不成熟，他们对于该如何互动，毫无选择权；小婴儿并不会选择性的变得喜欢拒绝父母或是故意"捣蛋";小婴儿只是单纯的表现出他本身的特质。

腭裂孩子确实会给父母在沟通和互动上带来挑战。可是,父母是成熟的,父母需要适应婴儿的行为来使互动成功。

如果孩子喜欢父母扮鬼脸,那父母就扮鬼脸;如果孩子喜欢父母发出滑稽的声音,那父母就发出滑稽的声音;如果孩子喜欢儿歌,那妈妈就唱儿歌给她听;如果孩子喜欢他的兄弟姐妹贴近他,那么父母就鼓励这种互动。

能促进孩子发展的沟通包含两个最基本的特点:丰富和回馈。

丰富是指使用多种的感官刺激,包括触觉、听觉和视觉来吸引孩子的注意力,由此引起和小婴儿的互动。

回馈是指对小婴儿寻求关注和准备进行互动的信号给予及时的回馈。对小婴儿的哭闹和情绪做出的回应会制于孩子的发展。

实施有效互动

当父母熟悉小婴儿的沟通模式并具备足够的敏感性后。在孩子清醒状态下,父母应做好时刻参与到与小婴儿互动中去的准备,察觉到信号时,互动就应该开始。这些信号可能出现在吃饭的时候、换尿布的时候、洗澡的时候或是日常生活其他琐事的时候。

互动方法——TIPS

家长使用 TIPS 方法参与语言前期的互动。需要特别说明的是这些方法都与父母的口语相伴随。互动和沟通可以促进孩子多个方面的发展,但是促进语音及语言发展是唇腭裂宝宝语音前期的干预重点。

T——**轮替** (Take turns)

内容:父母选择小婴儿喜欢的事情。

方法:父母参与到与小婴儿的反复互动中。

如:妈妈把小手绢盖到宝宝脸上,宝宝咯咯地笑,妈妈把手绢拿开,妈妈再把小手绢盖到宝宝脸上,宝宝继续发出笑声,妈妈再次把手绢拿开……

要点:在多次互动后,停一下,看看小婴儿的反应。

如:多次手绢盖着脸躲猫猫后,妈妈把小手绢盖到宝宝脸上,宝宝咯咯地笑,此时,妈妈停一下,看看宝宝的反应。

I——模仿 （Imitate）

内容：模仿小婴儿的声音和动作。

要点：模仿后，等待小婴儿做出其他的回应。

重点：在整个互动中，对小婴儿说话，并模仿婴儿的发音，对于小婴儿的口语发展非常有帮助。

P——指向物品 （Point things out）

内容：把小婴儿喜欢的玩具拿到他的视线内，以引起他们对物品的注视；在移走物品，让玩具发出声音时，观察孩子是否在注意着物品；

方法：跟随孩子的视线，看向他们正在看的物品，并且给予评论。

如：当小婴儿正在看自己的手时，父母可以一起关注并对孩子说："这是手，宝宝的手真小。"随后小婴儿的脸转向父母，父母跟随视线，可以说"我也看到你了"。此后，妈妈再拿一个玩具到小婴儿的视线内说"你看小熊"。

意义：共同注意可以帮助婴儿学会分享对一个主题的关注，这一能力对未来的会话发展打下基础。

S——设置阶段 （Set the stage）

内容：通过重复小婴儿喜欢的游戏建立预期事件。通过多次的重复，小婴儿已经非常熟悉游戏的步骤，能够知道接下来会发生什么。当足够熟悉时，在一个步骤完成之后，父母可以停下来，等待小婴儿的反应。

方法：重复游戏时，使用相同的话语并且展示相同的行为。

意义：一旦小婴儿学会了游戏，他就可以控制游戏的发展。了解事物的顺序，体会沟通的乐趣。如：他们可以使用活动的某个行为来要求父母玩这个游戏。

发展自我监督能力

通过视频来观察和监控自己与孩子的沟通行为是非常有效的方法，开始时最好能够与言语语言治疗师一起观看。父母观看录像并分析自己的行为，并就自己感到困惑的地方咨询治疗师。

通过多次观看视频，父母可以观察孩子的成长水平，自己与孩子之间互动的变化。

腭裂术后父母的观察意识

在我们的早期干预课程中，问卷调查中有一项"当孩子说错时你会怎么做？"，几乎得到了一致性的答案——"每一次都纠正"。当问及纠正的效果时，大多数得到了否定的回答。虽然这份问卷是关于腭裂孩子语音问题家长处理方式的调查，但是"当孩子说错时"却是每一个存在语音语言问题、甚至是每一个经历了孩子语音语言发展的家长都会面临的问题。

如果你是一位家长，我建议你们看到这里时，先停一停，按照我的引导仔细回忆一下与孩子相处的时光？当孩子说错时，自己是怎么做的呢？你是不在乎、置之不理，还是心态坦然，知道孩子早晚都会说好，不紧不慢偶尔纠正呢；抑或是焦虑不已、见缝插针，立即纠正？

再请您回忆一下，您是如何纠正孩子发音呢？您是清晰准确地示范，还是仅仅命令式得判断和要求"说错了，再说一次"；是亲切的鼓励和引导"你这次注意听妈妈讲了，讲对了"，还是失去耐心地责怪"每次都不注意，再说一遍"；是客观地接受并思考"孩子是不是该去检查检查"，等待孩子完整表达他的意思，还是早已习以为常？

最后，再请您仔细回忆一下，那些几乎已是无意识的生活细节，它的效果如何呢？孩子清晰地发出了你要求纠正的声音了吗？孩子已经厌倦了你的唠叨，早已溜之大吉了吗？孩子一脸受挫面容，之后，似乎都不太喜欢讲话了。

无论您的孩子是才开始咿呀学语的婴儿，是处在语言快速发展期的幼儿园宝宝，还是已经开始了语言治疗课程的学龄前儿童，甚至是总还有那么几个没有发清楚音的小学生。

如果您能回忆起这些经过，但是不够清晰和明确；如果您一点也想不起来。不要紧，从下一个见到孩子的时刻开始，请您带上这样的意识，观察自己的行为，并提醒自己建立观察和反思与孩子互动经过的意识。这就是促进语音、语言发展家庭干预的第一步——培养家长的观察意识。

之所以称之为"家庭干预",是因为这些措施并不是高科技,没有高深之处,不需要您有高学历和高智商,只要您能陪伴孩子,您就可以实施。家庭干预融入家庭生活,甚至它本来就是您和孩子生活的一部分。唯一不同的是,您需要带有意识地去做这些事情。这个意识包括你知道为什么要给孩子说"这些话",而不是另外的"别的话";知道如何给孩子说"这些话",并且能够对孩子的反应给予正确的回馈。当然,您不需要在面对孩子的时时刻刻都表现得如此有"意识"。

腭裂术后如何保证家庭互动的可持续性

如果你已经有了自我观察和反思的意识,那么我们就可以进入真正的技术环节了。促进语音语言发展家庭互动,家庭干预重在可持续性。

可持续性的理解

"可持续性"可简单地理解为:时间频率上是每天都做一点;时间长度上包括整个幼儿期或是更长的时期(只要孩子仍然存在语音语言问题);需要不断地重复实施、反馈和改进的循环(实施→反馈→改进→实施→反馈→改进)。

实施即指执行治疗师教授的基本方法。反馈包括家长需要对孩子的行为给予足够的反馈,家长需要向语音治疗师反馈家庭干预的问题和效果。改进包括家长基于孩子的行为调整互动的行为方式和家长在治疗师的指导下调整与孩子互动的行为方式。

起初,家长需要尝试使用从语言治疗师那里学到的方法,在每一次尝试之后,应重点观察孩子的反应,并对比孩子的反应与治疗师描述的预期反应是否存在差异,对孩子的反应做出基本判断后,给予回馈。在此过程中,家长需要保持自我监督的意识,反思自己是否准确执行了治疗师方案。这是有效性的重要保证。在方法的使用过程中,家长需要记录自己不能处理的问题或是疑惑之处。

每隔一定时间,前往语言治疗师处复诊,语言治疗师通过评估幼儿的语音状态、家长与幼儿互动的情况，开出"新的"家庭干预处方。必要时，语言治疗师会向家长示教家庭干预的方法和技术。

从选择固定时间开始

约束自身的行为、改变自己的既定行为方式并非轻松的事情。研究表明，在固定的时间内做非习惯或具有一定难度的事情的可实施性强。因此当你有意识与孩子进行促进语音、语言发展的互动时，可以从选定的固定时间开始。

选择固定时间应遵循自己和孩子最方便的原则，即选择孩子精神状态较好以及你不会被其他家庭日常琐事打扰的固定时间段，如孩子吃饱、睡醒后的 10~15 分钟，保证每天有 2~3 个这样的时段。

在你选定的时间内，你和孩子均具有良好的状态、充分的注意力和充足的时间来参与互动，保证干预效果。

选择固定的时间对培养幼儿良好生活习惯大有益处。

从最简单的方法开始——重复

重复就是把他说的话再说一遍！"重复"是一个非常简便但却实用的，让孩子特别是幼小儿童知道家长在认真听他讲话，并指示家长正在参与和他的互动游戏的方法。

"重复"能够引导孩子，尤其是刚刚学习说话的孩子（对于正在进行语言治疗的孩子同样适用）再学说和练习一遍的方法。

尽管该方法对于大人来说略显无聊，但是考虑到它是最简单易学，使用价值不可小觑。同时，这也是为什么要保持"意识"的重要原因之一。

重复的内容包括孩子发出的声音，使用的词汇甚至做出的动作。当您重复的时候，一定注意，仅限于重复内容本身，而并不是用"说一个××"作为重复的开头。比如，当孩子看到地上的球，说"球"并准备去捡球的时候，家长说"皮球"，这时孩子会跟着说"皮球"。使用的情景有时候是需要家长发挥的，家庭生活中很多游戏互动都是可利用的机会，尤其在固定的时间段内更是可以高频使用。

最后，如果孩子没有重复您讲的话，不要责怪或是提出进一步的要求，因为我们已经达到了让孩知道"您已经听到"和"参与互动"的目的。一种让孩子感到被关注并且轻松的氛围是能够在家中有效练习的重要环节。

腭裂术后促进幼儿语音语言发展的家庭互动技巧（1）——解释说明

幼儿语音进步的同时会伴随认知的发展、词汇量的丰富以及语言理解能力的提高。通过解释说明可同时兼顾认识、词法和听觉理解能力的提高。

使用情景一：卡片

父母可以先从"卡片"的使用开始学习，当对此技巧使用比较娴熟时，就可过渡到日常生活的随机运用了。

选择卡片

语言治疗课堂中选择的卡片常包含希望纠正的目标音。而以增进幼儿语音广度（发出更多不同的声音）为目标的家庭干预互动，对卡片的内容则没有什么特殊要求。因为任何内容，都是孩子可以学习的。因此，只要孩子们喜欢，各种各样的"宝宝卡""识物卡"都是不错的选择。

如何使用

如，卡片提示小朋友在跑步。

妈妈拿出卡片指着卡片说"跑步"。孩子会有两种反应。

第一种：孩子重复"跑步"或是"跑步"中的任意一个字。

妈妈接着解释说明"小朋友抱着球跑步"，并指向图中的内容。

注意：对于初学语言的孩子，解释说明的目的在于扩展词汇量并增加情境下的语言刺激。需要注意短句呈现时发音清晰、语速适当以及需要必要的停顿。

回馈

使用语言回馈：宝宝（或孩子的名字）和妈妈一起说了，宝宝会说跑步了，宝宝会看图了——都是正确的回馈。

使用鼓励的手势和表情。

使用食物奖励：过小的孩子可能需要食物作为奖励，选择他们喜欢的，且一次可以少量给予的。

第二种：孩子不重复。

此时家长只需给足等待时间，并再次示范"跑步"就可以更换下一张卡片。

使用情景二：日常

无论是促进幼儿的语言发展，促进语音语言发展迟缓的孩子语音进步，还是在家中和孩子一起练习治疗课的家庭作业，"解释说明"都有很多使用的空间。

场景1：给孩子穿衣服时。

妈妈："衣服"。

孩子准确说出了"衣服"。

妈妈可以说"是的，穿衣服"或者说"是的，穿干净的衣服"。

若孩子（尤其是唇腭裂的孩子）未能准确说出"衣服"，而发出"yī bu"。

妈妈同样重复"是的，穿衣服"。

注意：解释说明的语音要清晰。

场景2：晚上洗澡给孩子脱衣服时。

妈妈指着将要脱掉的衣服说"衣服"；留足孩子模仿的等待时间后，孩子是否模仿以及处理同上。

伴随着脱衣服的动作，可以问"妈妈给你脱什么呢？"。

回答："衣服"。

妈妈："是的，脱衣服"。

回答："衣服"。

妈妈继续解释说明："是的，妈妈帮忙脱衣服"。

在孩子跟随学习后，要注意回馈孩子给予具体的鼓励，方法同前。通过解释说明和目标词语相关的内容或是孩子想要表达的意思，能够让孩子充分感受到你十分关注他想表达的内容，并且让他在情景中体会到正确的语音发音及目标音在句中的使用。

需要再次强调的是，我们的目标即示范正确的语音以及相关词汇、句子的表达方式和使用方法，同时营造孩子被关注和轻松的互动氛围，即使孩子在您表达之后没有重复，我们的目标也已达到！

腭裂术后促进幼儿语音语言发展的家庭互动技巧（2）——评论与平行描述

在我们选好的固定时间里，当我们保持着细致观察孩子行为以及自身行为的觉察，当我们带着促进孩子认知、语音语言发展的意识和孩子相处时，相信您已经开始尝试那些小方法了。随着家长使用"不同技巧"熟练程度的增加，在后期，我们会在技巧的运用中，教会家长如何加入"目标词"的方法，从而使家庭干预更有针对性。

但是，在这之前，我们将目标依然设定为"促进认知发展，促进语音发展（学发音），扩展词汇量，提升语言的理解能力"。因此，继技巧"重复"和"解释说明"之后，我们学习如何使用"评论"和"平行描述"的方法。

评论和平行描述

<u>评论</u>　虽然孩子并没有说话，但是可以评说孩子正在做的事情。这样可以向孩子们表示，你对他们正在做的事情感兴趣（传递陪伴的爱意），并且可以同时向孩子示范环境中他们所感兴趣物品的正确读音。

<u>平行描述</u>　在与孩子互动的过程中，可以用简单的语言和句子描述他们正在做的事情或是家长与孩子正在做的事情。

语言治疗课中的运用

无论在语言评估、治疗或是家庭干预的过程中，二者常常同时使用。先看看治疗师是如何使用的？

一个怯生生的3岁小男孩几经扭捏并最终在妈妈的陪伴下坐在了语音评估的小桌子前，治疗师拿出两张卡片，一张"西瓜"，一张"苹果"，说"帮阿姨指一下西瓜在哪里？"，这时候会出现两种情况。

第一种情况：小朋友只看，不敢行动（还在观望）；治疗师运用"评论"的语句表达对孩子的关注和鼓励，如"哦，阿姨都发现你找到西瓜了"，随后治疗师示范说"西瓜"；第二种情况：小朋友将手指向"西瓜"；治疗师运用"平行描述"的语句表达孩子的行为并同时运用"评论"的方法给予鼓励，如"你看到了西瓜（平行描述）""你认真看图片了"，接下来拿走"西瓜"和"苹果"卡片时分别说"西瓜"和"苹果"，并开始第二轮目标音的诱发。

家长如何使用

在家庭中，使用"评论"和"平行描述"，主要目的是将生活或是游戏情景语言化，在孩子感兴趣的情景中进行语音示范，这无论是对正在发展语音、语言的幼儿或是已经出现发音错误、语言发展受损的孩子来说，是家长在家中可以经常使用的对话方式。

使用时需要注意把握"描述"仅限于对于当下发生的事情的说明，即你看到的是什么，就说什么。"评论"也仅是评价孩子正在做的事情，是具体的事物，建议避免使用单纯的"价值判断"。如：用"你真聪明"代替"阿姨都发现你找到西瓜了"，特别是年龄幼小的孩子，他们有时无法真正确理解家长"评价"的具体原因，只是能从家长的表情中解读自己被肯定的信息，从而表现出欢快的情绪。如果您的具体评论在先，偶尔再有一句赞美，也是不错的！

1~2岁孩子

给孩子穿衣服、换纸尿裤、推着婴儿车/抱着孩子出门散步是每个妈妈天天且常常做的事情。这些都是可以进行"评论"和"平行描述"的场景。

以"给孩子穿衣服为例"：妈妈可以边去给孩子拿衣服边说"给某某（孩子的名字）把衣服拿（动词配合了动作的情景）过来"。伴随挑选的动作继续说"妈妈今天给你挑了（动词配合了动作的情景）小熊图案的衣服"。

衣服选好后，走孩子的身边，伴随换衣服或是穿衣服的脱穿动作同时说"把胳膊（身体部位的名称）先给我。套（动词配合了动作的情景）在脑袋（身体部位的名称）上。衣服穿好了，我们可以出去了"。

3~4岁孩子

拼拼图是很多孩子喜欢的游戏，以"米奇拼图为例"：

孩子挑出一块有米奇鞋子的拼图，妈妈可以说"你拿了一块米奇鞋子的拼图"。在你的协助下孩子把拼图放在右下角，妈妈说："你把它放在了下面。"这时出现了方位词"下面"，可以根据宝宝的反应，说"下面"或是问孩子"这是哪里？"。孩子仿说"下面"或是回答"下面"。

孩子继续挑了一块蓝天白云和飞机的拼图，妈妈说："你拿了一块有蓝天、白云的拼图（平行描述）。"在你的协助下孩子把拼图放在了左上角，妈妈说"你把它放在了上面（平行描述，这时出现了方位词上面）或你看到了天空在上面（评论，继续强调方位词上面)"，可以继续根据宝宝的反应，说"上面"或是问"天空在上面还是下面？"。

需要强调的是，我们的目标是示范正确的语音以及相关词汇、句子的表达方式和使用方法，同时营造孩子被关注和轻松的互动氛围。即使孩子在您表达之后没有语音作为回馈（通常情况下都会有的），我们的目标也已达到，家长不易操之过急！

腭裂术后孩子说错时父母怎么做？

"当孩子说错时"是每一个存在语音语言问题、甚至是每一个经历了孩子语音语言发展的家长都会面临的问题。3岁前的孩子如果将/j/、/q/、/x/、/z/、/c/、/s/、/zh/、/ch/、/sh/还不能熟练使用或是出现混用的情况，仍考虑为语音语言发展的正常历程。

让唇腭裂家长通过判听去明确孩子发音错误的原因，可能是不现实的。但是，家长们应该认识到，对于这类孩子，他们还会因腭咽功能的问题导致发音不清。

孩子的年龄不同，我们选用的方法也会不同。

2~3岁幼儿

<u>家长如何"纠正"</u>：首先，示范正确发音。在孩子发音错误之后，可立即示范正确发音，并确保孩子听到了正确的示范。若孩子重复示范音，要给予及时的正向回馈。若孩子未能重复示范音，请注意制造倾听的氛围和轻松的互动环境。

在孩子说错之后，可先暂时忽略其发音方法，而关注其沟通目的，实现孩子的沟通意愿。利用其他互动机会，使用"解释说明""评论"和"平行描述"的方法，示范目标词的发音，并加入更多的与情境相关词汇的发音示范（听觉刺激），从而同时促进语音与语言的发展。

特别提示：处于此年龄阶段的孩子父母，无论您的孩子是否属于唇腭裂，尽管您还尚不能判断孩子发音错误的原因，但是以上方式均是可以实施的，因为在语言发展阶段，此时的目标更侧重于正确发音的示范和引导。

家长"纠正"（教授）的频率：因为2~3岁属于幼儿语言的快速发展期，此阶段，正常的孩子正在经历词语和短句的快速发展。此时，家长可以有较高的"纠正"频率，但需要注意的是，纠正不应以打断孩子发音的功能需求为原则，即家长应时刻让孩子感受到"自己被倾听，而不是经常被打断"。比较简单的方法，一是在孩子认识和学习新事物时进行（这时主要使用是命名性的词语）；二是在互动的情景中，家长进行高频率的教授。

3~5岁学龄前儿童

家长如何"纠正"：如果家长使用以上方法（重复、解释说明、平行描述、评论等）没有观察到效果时，建议停止对孩子发音的纠正，过多的纠正会影响孩子讲话行为本身，且过多的受挫感不利于孩子性格发展。家长应及时带孩子进行语音评估。经语音评估，正常孩子必要时需进行语言治疗。腭裂孩子，在语音评估和腭咽功能的评估之后可，制订治疗方案。治疗方案包括手术治疗和或语言治疗。

语言治疗期间的纠正频率：在语言治疗期间，家长往往在治疗课堂中看到了孩子的进步后急于让孩子使用已经学过的发音。但家长要注意的是过多的纠正，往往会导致孩子在新学的发音尚不稳定的情况下，出现其他错误，或是引起孩子的逆反心理。因此，我们建议家长选择固定的时间和孩子一起做治疗师的家庭作业。

腭裂儿童语音语言发展早期干预的重点清单

我们已经进了很多有关腭裂儿童语音发展期干预的知识，下面我们为家长将理出一个重点清单。

年　龄

腭裂语音早期干预针对"语言前期"和"语言形成期"的孩子，即 0～3 岁的腭裂患儿。我们认为孩子通常将在或已经在 8～12 个月进行腭裂手术治疗，这是实施早期干预的前提。

意　义

治疗师指导家长学习与孩子说话、沟通的方式，并不意味着家长之前做错了什么，只是我们协助家长提升沟通效率、最大化提升语言输入质量，从而提升孩子的语音、语言能力，减轻腭裂患儿早期语音、语言发展对未来生活质量和学业的影响。

请注意，这里使用的是"提升"一词，因为学习说话是婴幼儿生理发展的一部分，亲子互动亦是婴幼儿生活的一部分。我们曾提过一些早期干预策略其实来源于"亲子互动"的生活经验。

接　纳

作为家长，更重要的是让孩子感受到被理解和被接受，即使孩子说话不清楚或表达不好。相应的，很多早期干预策略都是以尊重和理解为出发点。

可以这样理解，学习干预策略是学习尊重与接纳的过程，良好的干预过程，会让家长收获更好的亲子关系。

目　标

早期干预的出发点是沟通。按照发展顺序，沟通是语言学习的基础，语言理解是表达的基础，发音仅属于语言的形式之一。因此，早期干预的目标包括：

- 发展游戏和手势；
- 使用有沟通意图的行为；
- 提升语言理解能力；
- 提升语音广度；

- 增加词汇；
- 增加短词句。

发 音

腭裂孩子的发音不清最易引起家长的关注。但有几个关键性原则必须强调：语音干预的首要目标是增加语音广度（会说多少种不同的声音），而非某个发音的准确度；语音习得是一个发育过程，了解正常孩子语音发展顺序非常必要；语音不清的具体问题应交由语言治疗师判听、评估和诊断。

词汇学习

词汇习得具有重要意义。即使孩子发音不清，也不应放弃对孩子进行词汇输入和词汇量的扩展。在自然游戏环境中，以孩子为中心的方法被多数语言病理学家青睐。

绘 本

语言形成期是幼儿获得有关书籍的重要体会并形成兴趣的时间。在早期干预中使用绘本不仅有助于实施早期干预策略，促进语言发展，也有助于早期读写技能的开发。

腭裂幼儿语音语言发展的早期干预

早期干预是在问题出现之前或刚刚出现时，给予及时的干预和治疗，以减轻问题变得更严重时治疗的复杂度和疾病的经济负担（人力、物力、财力在专业上称疾病经济负担）。

腭裂儿童早期干预的必要性——客观事实是依据

腭部裂隙存在和初次术后腭咽功能恢复效果的不确定性是腭裂患儿幼儿期词汇学习的重要不利因素，从出生既已存在的语音发展迟缓问题和直至幼儿期可能存在的词汇发展迟缓问题具有累积放大效应，与晚治疗相比，早干预的成本效益更优。

在语言发展的研究中，词汇发展研究具有举足轻重的意义。同语音、语法的学习相比，词汇学习是一个更加持续的过程，可以一直延续到成年期，词汇量的增长贯穿终生。

儿童早期（主要指婴幼儿阶段）词的学习能力不仅是儿童语言发展的基础，也是很多认知能力的奠基石，对于儿童后来的智力、阅读能力、数学能力等都有很好的预测效果。

研究发现：词汇习得的年龄影响语义加工过程；语法能力的发展也依赖词汇能力，词汇量大小会影响语法发展，词汇量大小又与一般智力高度相关。显然，一旦词汇的学习出现了落后，影响将是深远的……

腭裂婴儿在1岁以内即表现出语音发展受限，从第一个单词出现便开始影响早期词汇学习。幼儿期在词汇发展方面也同样落后于同龄儿童。不仅表现为14～30个月幼儿在词汇量上均落后于同龄幼儿，还表现为唇腭裂患儿的表达性词汇和语句复杂性与正常儿童存在差异。

腭裂婴幼儿语音语言发展特点是实施早期干预的根本原因。

早期干预就是父母"教"孩子说话吗？

早期干预是在对腭裂儿童语音语言发展特质（包括其对未来可能带来的影响）理解的基础上，通过适宜的"语言干预技术"向孩子"教授"语言。治疗师教孩子、家长教孩子、治疗师教家长教孩子和我们通常认为的"教"不同。

对于唇腭裂孩子家长，在儿童婴幼儿期，应将关注的眼光投向"沟通""语言发展"而不仅仅是"咬字是否清楚"，这一点尤其重要。

在这个前提下，治疗师向家长教授"干预方法"，家长实施干预方法，并在家长实施干预方法的过程中，经过治疗师的多次反馈和辅导，最终共同促进孩子的语言发展。

早期干预到底是什么样的课程？

基于我国时代文化特点，我们的早期干预课程对早期干预方案 ITTT（It takes two to talk—The Hanen Program for Parents）进行了改良。课程分三个阶段。

（1）建立观念及基本常识、概念学习阶段（线上学习）。

（2）面对面 10~15 个家庭集体授课阶段。

（3）一对一视频反馈学习阶段。这一阶段主要评估父母早期干预技术的使用情况并教授新的技术。视频课程中以反馈（家中视频）→教授（治疗师口头说明）→示范（治疗师情境示范）→训练（治疗指导家长现场实践）→回顾（内容总结，家中注意事项）为主要流程。

每个孩子的生长发育、手术以及家庭语言环境都不一样，因此在接受早期干预后，孩子的进步也不相同。只要父母真正用心参与其中，孩子就能有进步！孩子进步慢时家长也不必灰心，大多数家长都是经过多次反馈和辅导才能够掌握教孩子的方法。

虽然孩子因器官条件的限制，在发音上仍然有不尽如人意的地方，但是请家长一定相信，您的参与和努力对孩子的词汇和语言发展都具有重要意义。

早期干预中的误会

问题一：误解了"教"和"练"

家长疑问：总想教孩子说话，但是孩子不太配合，具体表现为：

爱答不理自己玩。

多教几次显得不耐烦。

孩子不太愿意学习，对说话比较排斥。

为什么自己"教"不了呢？为什么孩子不喜欢呢？看过家长与孩子互动的视频，原来症结在这里！

家长以为的"教"就如同幼儿园老师教拼音、小学老师教认字，当然要正式了，而且还要坐好，一板一眼地跟着妈妈一起念。

家长以为"练"就说了一遍，再说一遍，而不考虑孩子在做什么，没有观察孩子感兴趣的是什么。很多妈妈都会用带有命令的开头来要求孩子，如"给妈妈说一个……"；也有的妈妈了解到腭裂幼儿能够发"爸爸"具有一定代表意义，会不停地要求孩子叫"爸爸"。

对一个两三岁的幼儿，游戏才是他们生活的主旋律，游戏才是最自然的学习环境。此时，"玩"也是"教"，"教"就是"玩"！玩好了，才有知识、有概念、有理解、有词汇、有发音……

家长可以换位思考一下，没有游戏的幼儿生活该有多枯燥。在幼儿期所能实现的"教"与"学"都是在互动游戏中实现的，显然父母现在所描述的情境已经能发现孩子"沟通意愿"的降低！先有互动、沟通、语言轮替，然后"教"的内容才能自然跟进！

问题二：总盯着个别发音，总想立刻纠正不准确的发音

家长疑问：

不知道怎么能让他改过来，还有我大概教得太多了，他现在都不怎么回答我的话。

讲不清的话，是不是就不用教了？一味地矫正会不会对宝宝发音产生阴影？

从两个角度来解读该问题

语音发展层面

语音的发展历程显示，孩子并不是到了说话年龄（通常为12～15个月）就能把所有的音发清楚；作为腭裂孩子，即使在适宜的时间（9～12个月）完成了修复手术，也可能存在发音异常的问题。

一方面，腭裂患儿语音语言发展迟缓自语言前期已开始，并且至少持续到幼儿期；发展迟缓不仅表现在发音学习的时间上，还有内容上（具体到某个音的学习受限）。另一方面，腭裂修复术后，腭咽功能恢复的不确定性，使得腭裂幼儿有可能在腭咽闭合不全的条件下，继续学习语音，从而表现为发音不清或特征性腭裂语音。以上原因，都可能使腭裂患者在个别音的发音上表现为发展落后或咬字不清。

即使在正常儿童的语音发展中，在幼儿期，我们关注的亦是"音的广度"而非"音的准确度"，对于腭裂患儿更是如此。语音发展的多样性比某个音是否清晰更为重要。

语音和语言关系层面

从语音和语言关系层面看，发音并不是唯一需要关注的内容。口语仅仅是沟通的方式之一，发音仅仅是"语言"的形式之一。除此之外，语言不仅包括内容、形式和使用，还需理解和表达。

从"孩子发不清楚，还要不要'教'"的疑问，就可以看出，家长对"教"的误会之深。"教"不仅仅是"改正过来"；"教"还可以是"示范"、是"描述"、是"解释说明"；"教"还可以是"等待"、是"观察"、是"倾听"；家长"教"得不仅仅是"清晰的发音"，还可以是词汇、句子以及什么时候说这些才合适。

第五部分

腭裂给孩子带来哪些不同？

认识腭咽功能

腭咽功能

腭咽功能是腭裂序列治疗的核心内容，是颅颌团队语言治疗师解剖生理学最重点内容，是颅颌团队外科医生与语言治疗师合作切入点，是每一个唇腭裂家长都应了解的内容。对腭咽功能的了解关乎您对孩子序列治疗的理解程度，从而影响您对治疗的配合度，当然也影响着最终的治疗效果！

正常发音受语音、嗓音和来自肺部穿越声道和上呼吸道方向正确的气流的调控，其中最为关键的因素在于口鼻腔的分离。

语音的大部分内涵由辅音表达。在英语中，除3种辅音仅需口腔发音而无须鼻腔共振辅助外，其余辅音的发生则需要或部分需要软腭及咽壁运动实现口鼻腔分离，这一过程被称作为腭咽闭合。

正常腭咽闭合具有以下特点：

（1）口鼻腔联通位置的前界为软腭，后界为咽后壁，侧方为咽侧壁。

（2）这些肌性结构功能多样，在吞咽、发音和其他维持气道通畅的过程中发挥着功能作用。

（3）连接口咽和鼻咽的"通道"是一个走行相对垂直的管道结构。口咽和鼻咽间这一管道的开闭机制类似于阀门，与机体其他部位调控气流或血流等流动的"阀门"类似，通过调节开放程度发挥作用。

（4）发音时腭咽功能的发挥受大脑运动皮层控制且具有学习能力，同时和其他器官，如舌、唇及牙齿等相互协调。而在人类的吞咽过程中，这些结构主要为反射运动，受脑干调节。吞咽过程中的腭咽运动同发音过程中的腭咽运动不相关，涉及肌肉及肌肉的运动模式也存在差异。

（5）个体差异大。发音过程中，腭咽闭合的实现需要软腭和咽部结构沿前后向平面、正中平面和垂直平面方向运动。前后向运动依赖于腭帆提肌的收缩，在这一过程中，腭帆提肌类似于吊索，牵拉软腭向后贴近咽后壁。由于腭裂患者的颅颌面结构存在个体差异，这一运动的方向可单纯向后，单纯向上或同时存在后上方向的运动。

咽侧壁沿正中平面的运动依赖于咽上缩肌最上方肌纤维的收缩。这一运动也存在较大个体差异，有些患者仅能观察到轻微运动，而有些患者的咽侧壁甚至可以运动至接近中线。

咽后壁地向前运动同样通过咽上缩肌的收缩实现，这一过程可形成 Passavant 嵴结构，不同个体间这一结构的形状、大小和位置均存在不同。

（6）个体差异大的证明。Skolnick 及其同事（1973）首先描述了个体间腭咽闭合运动的差异。作者指出部分人群咽侧壁运动较为显著，存在 Passavant 嵴结构，部分人群则无法观察到 Passavant 嵴。作者同时指出，这一差异性既可体现于正常个体，也可在 VPI（腭咽闭合不全）患者间观察到。后期对健康人群和 VPI 患者的大样本研究进一步证实了这一发现。

（7）个体差异大的原因。存在这一差异的部分原因在于个体之间解剖结构的差异，此外，个体的协调适应性也是一重要原因。在相关研究中，利用鼻咽镜开展的生物反馈治疗可改变肌肉的运动模式，研究者发现个体可重新适应新的肌肉运动平衡。

腭咽闭合是一种自发的受中枢神经系统调节的运动，个体在早期学习发音的过程中通过逐渐协调肌肉运动而实现。

临床诊断的作用在于明确发非鼻音时腭咽无法完全闭合的原因是解剖性因素还是生理性缺陷，或者是因为个体缺乏良好的肌肉协调适应能力。

谁帮我们检查腭咽闭合功能？

口腔里有一个非常重要的区域，说话时，它像阀门一样地开闭；如果阀门失灵，说话的人可表现为鼻音，可出现咬字不清，甚至是非常难懂的发音……这个区域对于一个语言治疗师来说，是其理论构架重要的组成部分。但是对于一个腭裂语言治疗师来说，这里几乎是她全部工作的重点……

阀门代表的生理功能称为"腭咽闭合功能"，当阀门出现问题时，我们常描述为"腭咽闭合（功能）不全"。遗憾的是，我们没有办法肉眼直接观察这一重要的区域。了解语言治疗师是如何评估和诊断这一区域将帮助家长理解治疗团队给出的治疗决策，从而更好地配合治疗。

方法一：靠听（主观评估）

判听鼻音

过高鼻音提示腭咽闭合区域出现了闭合功能障碍；低鼻音提示口、鼻共鸣腔中有障碍物。

检查鼻漏气

是不是鼻子出了问题？千万别担心，只是不该有的气流跑到了鼻子里。鼻漏气分为听不见的鼻漏气和听得见的鼻漏气。

大家试想，如果阀门正常，说话时（不说/m/、/n/时）的气流怎么会跑到鼻子里了呢？漏气了，就说明"阀门"出问题了，但是听得见和听不见的情况还是有差别的。

咬字情况

我们常用"低压力构音"和"鼻音化"甚至是"代偿性发音"来描述"阀门"出问题时的咬字情况。以上三个内容主要是靠"听"来判断，所以在一次评估过程中可以同时完成。

方法二：靠看（客观评估）

可直接看到，但是结果还是靠人的主观判定。

镜子测试

将 CD 光碟或牙科口镜放在鼻孔的下方，如果气流在说话的时候从鼻孔跑出来，在镜子上就会形成气雾。听见、听不见的就会变成看见的。只是在检查的时候对于放镜子的时机有些要求。

鼻咽纤维镜检查

既然我们肉眼无法在说话的同时直视检查腭咽区域，有没有什么器具可以借用让我们看一看呢？"口"路不通，就走"鼻"路，内窥镜技术让检查腭咽成为现实。从鼻腔放进去的纤维镜（很细的！直径 3～4mm），可以在不影响说话的前提下直视腭咽闭合区域的活动，"阀门"的运动和功能一目了然。

听起来好像鼻咽镜已经可以完全解决问题了。鼻咽镜确实有很多的优点，所以在很多的唇腭裂中心，鼻咽纤维镜检查都是腭咽功能评估的首选设备；但是它也会存在一些缺点，比如，并不是每一个幼童都可以配合检查，最后的检查结果由人判定，这要求检查者具备一些经验。

尽管鼻咽纤维镜检查能够带来最直接的结果，但是主观的语音判听一定要先于鼻咽镜的检查，这才能保证我们使用合适的样本语句去做检查，避免错误的发音方式掩盖了真实的腭咽功能。

多角度荧光透视技术

多角度荧光透视技术是从不同的角度应用 X 线透视技术，观察说话时软腭的动态活动影像。因为存在观察维度不全面，又有射线暴露问题，所以使用并不广泛。

方法三：靠机器（客观评估）

鼻音计

鼻音计以计算机程序为基础，能够测量鼻音、听得见的鼻漏气这些声学特性，它能够实时收集发音时口腔和鼻腔的声学能量，并计算出鼻腔声学能量与全部声学能量之比。鼻音计同时测量了过高鼻音和听得见的鼻漏气，但由于能发出声音的才有声学特性,所以没办法测"听不到"的鼻漏气。

压力流量测试（语音空气动力学装置）

这是一个在语音产生过程中测量气流和气压的机械设备,该设备可以确定口内压力的水平以及鼻漏气的总量,依据这些数据可以计算出发音时的腭咽闭合区域开口的大小,也可提供鼻腔气道受阻的证据。

以上并未囊括所有的检查方法,但已涉及腭咽闭合功能检查的最主要的几个方面。除此之外,还要询问个人生长发育史、疾病史；进行口腔颌面部相关检查；与患者及家属进行会谈了解患者对自己语音语言的接纳程度等。

在临床诊疗工作中,很多看似平常的行为,常常都有其内涵！家长知道多一点,就理解多一点。

为什么要判听鼻音?

人在讲话的时候口腔内有一块重要的区域在产生作用,这个区域叫"腭咽闭合",在发音时,这个区域被像阀门一样的软腭开闭,声音能量在口腔或是口、鼻腔内发生共鸣,产生鼻音。如果"阀门"或是"阀门区域"出了问题,鼻音的状态就会出现问题,鼻音的正常与否反映了"阀门"和"阀门区域"的是否正常,这就是我们要判听"鼻音"的原因。

我们判听鼻音其实是为了推断这一区域的结构和功能（腭咽闭合功能）是否正常。比如,高鼻音说明腭咽闭合区域出现了闭合障碍；低鼻音说明整个共鸣腔中有障碍物。我们用声音的结果去反推结构和功能是否正常,那是因为我们肉眼无法在说话的同时直视检查这个区域。

那么,也许有家长会问：鼻音判听是检查这一区域问题（腭咽闭合功能）的唯一方法吗？"阀门"（软腭）和"阀门区域"（腭咽闭合区域）都会出现哪些问题？这些问题如何解决？

鼻音的判听并不是考察这一区域问题（腭咽闭合功能）的唯一方法；还有很多的方法可以用来检查,可是鼻音的判听是学术界公认的最有价值的主观（人相对于机器来说的）评价方法。

　　这一区域的问题主要有以下三种：结构问题（有没有长好？）、运动问题（活动能力如何？）以及错误的构音学习问题（说话的时候用错了地方）。以上三个方面的问题均会出现异常鼻音（通常为高鼻音）。结构问题有，比如腭裂、腭隐裂、腭裂术后腭咽闭合不全等都属于此类；运动问题包括先天性腭咽闭合不全。错误的构音学习问题（说话的时候用错了地方）包括各种代偿性的发音。

　　这些问题的治疗还是比较复杂的。治疗师需要全面评估语音（不仅仅是鼻音）和结构功能的欠缺程度后才能制订治疗计划。

　　总的说来，结构问题一般需要手术治疗，可能需要语言治疗；错误构音学习问题不伴有结构问题，仅需要语言治疗；错误构音学习问题伴有结构问题，需要先手术治疗，再进行语言治疗。

我们是如何判听"鼻音"的？

　　来语音门诊做语音评估的家长经常会听到这样的话"孩子有过高鼻音，可能需要做进一步的检查"，或者是"孩子有低鼻音，是不是感冒了呢？"，又或者是"听起来有高鼻音，可能会存在先天的结构问题"。

　　什么是"鼻音"呢？医生的判断标准在哪里呢？

过高鼻音与过低鼻音

　　在发非鼻音声母时，腭咽闭合区域中像阀门一样的软腭关闭了，声音能量只在口腔内发生共鸣。若阀门出了问题不能关闭，此时鼻腔就像口腔的一个分支声管，声音在口腔和鼻腔内同时发生共鸣产生过高鼻音。当发鼻音时（m，n），软腭阀门打开，如果口腔和鼻腔相连的分支声管的任何部位被阻塞（比如感冒鼻塞，过大的扁桃体，腺样体肥大等），就形成了过低鼻音。

如何判听鼻音

　　鼻音的判听是需要经过训练的，有经验的语言治疗师（特别是腭裂语音治疗师）判听的准确性和一致性还是比较肯定的。

细心的家长有时也是可以听出来的。我们常见的情况是：家长会分不清低鼻音和高鼻音。治疗师一般需要通过连续的对话来判断鼻音状态，再通过具体的音的表现来判定程度。

如何给过高鼻音分级

腭裂患者通常表现为过高鼻音，过高鼻音在听觉上常表现为低沉和不清楚，语言治疗师一般通过元音来判听过高鼻音的存在。

若高鼻音仅反应在高元音（/i/、/u/），判定为轻度高鼻音。若高鼻音在高元音（/i/、/u/）和低元音（/a/）中均存在，判定为中度高鼻音。若在元音和声母中均听到了鼻音，判定为重度高鼻音。

孩子的小伙伴和我们听到的一样吗？

如果一个已经上了小学的腭裂孩子，他咬字基本正常，家长、老师、同学对于他的语音都能够理解，但是仍然存在轻度或是中度的鼻音，这时候孩子的鼻音问题需要处理吗？

也许家长，甚至语言治疗师都认为，如果没有沟通理解上的障碍，这个问题是可以暂时忽略不需要处理的。

可是，孩子的小伙伴们也是这样看待的吗？他们的想法和我们一样吗？他们的小伙伴的想法很重要吗？

小伙伴的看法很重要

世界卫生组织指出，同伴们的感觉和看法虽然是独立于唇腭裂这个问题之外的环境因素，但却是决定社会可接纳度和个人表现的重要因素。

同龄人的态度在唇腭裂的康复中起到了非常重要的意义，而对于同龄人的态度的考察已经纳入了美国听语协会语言病理学的实践框架之中。

同伴的看法会影响到孩子、父母以及临床医生对于处理鼻音的手术的看法。

同龄人是如何看待鼻音的？

从1977年到2013年的多项研究结果显示，学龄期的同龄孩子对于鼻音的态度更加消极，甚至幼儿园的孩子对他们同伴们的鼻音也表现出了消极态度。

研究者们都认为"鼻音"会带给孩子们社交上的困扰。甚至是轻中度的鼻音都将会在孩子的同伴中引起不良反应。调查中，孩子们的选项通常是有鼻音的孩子不太适合"当好伙伴""成为好朋友"或是"取得好的成绩"，而是比较适合成为"打闹的对象"。或许家长和语言治疗师们会认比起咬字不清，这个问题是可以容忍的。

良好的构音能力和可懂的语音是腭裂序列治疗的目标。不可否认，轻中度鼻音对语音清晰度的影响低于咬字不清，但是轻、中度的鼻音对孩子社会生活的影响是语言治疗师和家长都不能忽视的。因为我们要治愈的不仅仅是裂隙，而是整个人！

和大家分享这些科研结果，一方面是希望引起家长对孩子鼻音的重视，积极复诊，早期治疗。另一方面，希望用一系列科研的结果，告诉语言治疗师同道和家长朋友们，有些事情和我们的想象和认为是存在差异的，我们需要以更加开放的心态去"设身处地"得替别人着想。

鼻漏气的判别：从"听"到"看"

疑 问

呼吸的时候不是有气流从鼻孔进出吗？为何会说有"鼻子漏气"呢，是鼻子出了问题吗？

解 读

鼻漏气通常是腭咽功能障碍表现的一种描述，因此家长们请放心，当你听到这个词时，孩子的鼻子没有任何问题。注意这里使用的"漏"字，体现了本来"不应该"发生却出现的意思。鼻漏气问题发生在说话的时候而并非静止的呼吸状态，所以和呼吸时气流从鼻孔进出并不是一回事。如果看过本书的前几篇文章，你一定知道当腭咽闭合区域出现功能障碍时，发非鼻音时气流就会从鼻腔中跑（漏）出来。因此检查是否存在鼻漏气也是判定腭咽闭合功能是否有问题的方法之一。

困惑与答案

鼻漏气分为：听不见的鼻漏气和听得见的鼻漏气。

"听得见"和"听不见"，谁的问题更严重呢？要明白这个问题，首先要弄清"更严重"指代的是什么。"问题"代表腭咽闭合不全，"更严重"代表闭合不全的间隙相对较大。当闭合不全的间隙比较大的时候，气流可以自由通过；而当闭合不全的间隙比较小的时候，气流通过时就相对存在阻力了，气流和较小的间隙之间发生摩擦才会产生声响，这时的鼻漏气就可以被我们听见了。虽然听见的内容可能每个人都不一样，但是"听得见"就表示腭咽闭合不全的程度较于"听不见"比较小，"听不见"反而是更严重的腭咽闭合不全。

从"听"到"看"

可是当漏气听不到的时候，该如何知道它的存在呢？我们可以借用一些小工具，将"听不见"转变为"看得见"。我们借助的工具主要是那些可以让"气雾"显像的东西，比如 CD 碟片、表面光滑的小钢板、牙科口镜等，使用这类工具进行的测试总称为"镜子"测试。如果气流跑出来，在这些东西的表面就可以看到气雾了，证明存在鼻漏气。

需要注意的是，放置 CD 碟片或是口镜时需要避开呼吸的气流，以免混淆判断。简单的方法是：要在换气后、发音前放置"镜子测试"的工具，并在停止发音前将工具移走。注意放置或是拿走镜子的节奏或是转动碟片的节奏（有气雾的时候需要移开，让镜子表面的雾气消失便于下一个音发出时再次将镜子放置鼻孔下方。）语言治疗师通过简单的训练便可以掌握该技巧。

除此之外，一些小工具也可以用于检测患者是否存在鼻漏气。比如 See-Scape，使用的时候，工具一端放置于鼻孔的下方，另一端连着一个密闭的管子，管子内有一个轻质小球，当受力时小球可以发生移动。因此当鼻漏气发生时，密闭管子内形成的气压便可以使小球发生移动了。这个小工具不但可以作为检查工具，亦可以作为治疗时的反馈工具。

特 例

鼻漏气如果持续稳定地发生在特定的声母上（发其他音的时候不会出现鼻漏气），则可能是小朋友构音（咬字）学习的错误表现，要结合其他的发音情况进行鉴别！

鼻周扭曲（Grimace）

当患者发生鼻漏气时，通过面部特别是鼻子周围的扭曲动作设法阻碍漏气的发生，这是人对鼻漏气的一种代偿行为。因此，反过来，当家长首先观察到孩子在说话的时候存在鼻子周围的扭曲动作（严重的甚至还伴有皱眉），就提示孩子可能存在鼻漏气了，也可能存在腭咽闭合功能障碍。此时，家长需要及时带孩子去手术医院检查（最好是有言语语言治疗师的唇腭裂中心）。

一根长镜子找毛毛虫的故事
——鼻咽纤维镜检查的配合

在腭咽功能评估过程中，鼻咽纤维镜检查具有诸多的优点，并且已经是国际国内众多唇腭裂中心公认实用的腭咽功能客观评估方法。但是它的缺点也是显而易见的。鼻咽镜检查时，需要将内窥镜从鼻孔中放入，虽然镜子的直径只有3~4mm，在表面收缩剂和表面麻醉药物的作用下不会引起明显的不适（有的人会有痒或是酸的感觉）。但是从鼻腔通道放入的行为和需要在说话的情况下实施检查本身，就会让患者的配合成为影响检查的因素。当小年龄的孩子看到这样一个可能要放入鼻腔的机器设备的时候，自然会紧张害怕。

虽然在孩子1岁左右进行腭裂手术，但完善的腭咽功能评估的结果还要等到孩子出现连续性对话后才能比较肯定。原因是一方面，鼻音的判听需要一定量的语言样本并最好有连续性对话样本；另一方面，腭咽功能的客观检查需要到一定年龄才能配合。鼻咽纤维镜检查的时间一般在3~4岁，对于一个刚刚开始上幼儿园的孩子，甚至是任何学龄的孩子，在检查之前消除他们的恐惧，鼓励他们勇敢面对，是保证检查顺利、结果可靠的不可忽略的步骤。

如何让小朋友在短暂时间内接受并配合检查呢？整个检查过程中有一些和家长、语言治疗师分享的小技巧。

建立信任

鼻咽纤维镜检查前，一般都进行了语音评估。在评估过程中，语言治疗师可以和孩子建立一定的信任关系,这将有利于接下来的沟通。在评估的过程中,可以告诉小朋友我们有一种特殊的照相机是给鼻子照相的,等一会要给小朋友的鼻子照相,目的是看看鼻子的山洞里有没有毛毛虫。通常这样的描述小朋友一般都十分乐意接受。

家长心态

家长要正视检查。因为看起来一根长长的东西放到鼻子里,担心是难免的,但是这个时候家长要乐观,明白检查的目的是为了制订更好的康复计划,不要因为孩子接受检查心疼而表现出焦虑,不停地劝说孩子"要听话,要配合,不疼"之类的话语。家长的焦虑情绪会影响到孩子,孩子会认为这个东西真的很疼而惧怕检查。

准 备

<u>麻醉</u> 尽量避免使用鼻镜来放置麻药或黏膜收缩剂(看到那么大的"铁夹子"在鼻子里撑开,小朋友当然会害怕),有两种方法可以选择。可以使用耳鼻喉科棉签(很长很细的一种棉签)涂抹麻醉剂凝胶(利多卡因凝胶),然后将棉签放入小朋友的鼻腔;也可以使用耳鼻喉科的非处方药——盐酸赛洛唑啉鼻用喷雾剂,这样可以直接将药物喷到鼻腔里。以上这些方法都不会增加准备工作给小朋友带来的紧张。

<u>鼻腔准备</u> 让家长帮助小朋友擤鼻涕。注意:很多的腭裂孩子是不会擤鼻涕的,这时候可能还要教孩子和家长擤鼻涕的办法,擤鼻涕时需要捏闭一个鼻孔放开一个鼻孔,有助于形成压力,也可以同时给小朋友示范使劲的方式,并且告诉孩子要把"毛毛虫"擤出来,让他确认真的有"毛毛虫"存在。擤鼻涕的目的在于清洁鼻腔通道利于鼻咽镜的观察,因此也是非常重要的一步。

<u>讲解</u> 将鼻咽镜光源打开,嘱咐小朋友看看显示屏幕,可以用镜子照照小朋友的耳朵、衣服上的小动物、发卡之类的东西,让小朋友确认它真的就是一个特殊的照相机。家长也要在一边配合这个过程。

<u>检查体位</u> 尽管之前的准备工作已经很充分了,但是一个年幼孩子对不适的反应是可想而知的,因为要确保检查能够一次成功,防止孩子乱动和反抗的预案还是应该有的。我们要求孩子如同坐板凳一样坐在家长的身上,双手和双脚的位置均可以被家长随时控制住,另外需要助手帮忙扶住孩子的头部,重要的是要告诉孩子,这只是保护他的行为,家长也应注意抱扶孩子动作的力度,避免按压孩子。

检查开始

随着鼻咽纤维镜从中鼻道进入，同时可以告诉小朋友"我们的照相机进山洞了"。让小朋友用嘴巴吹吹风，通过转移注意力让小朋友放松。

应对不适

当小朋友表现出不适首先要采取接纳的态度，比如"阿姨知道你不舒服，我们再坚持一会会，就要到达山洞了"，建议不要说否定孩子感受的话，如"一点也不疼"。

样本语句收集

一般只要度过了以上阶段，就算成功了一大半；接下来在鼓励的语言下，让小朋友开始复述样本语句，便可以观察腭咽功能了。

不配合的处理

如果孩子不能忍受继续收集语音样本，治疗师可以选择"爸爸""拜拜""不要"、数数字等含有压力性辅音的词句，快速获取腭咽闭合功能的信息并尽快结束检查。因为一旦孩子开始哭闹，鼻腔分泌物增多，我们就什么都看不见了！

奖　　励

检查结束后，一定记得对小朋友的行为给予肯定。首先承认确实有点不舒服，另外表扬小朋友坚持配合，有时可以发给小朋友贴贴纸，以示奖励。

腭裂孩子们的后置构音

汉语拼音字母表的编排遵循了汉语语音学中的音位的位置特点，将在同一个位置发音的拼音放在了一起。需要说明的是：这里的"位置"是指在构音时所使用的口腔器官的部位，比如嘴唇、舌尖、舌根等。

"前、后"这些具体的位置是指在口腔的有限空间内，按照人体前后方向的划分，由前到后构音位置的排序。专业的说法是：构音位置即指气流流经声管时的缩窄受阻部位。

不同声音在口腔内从前到后的位置顺序如下：

/b/、/p/、/m/、/f/——构音位置在唇部。

/z/、/c/、/s/——构音位置在舌尖前部（比唇靠后一点）。

/d/、/t/、/n/、/l/——构音位置在舌尖部（比舌尖前靠后一点）。

/zh/、/ch/、/sh/、/r/——构音位置在舌尖后部（比舌尖靠后一点）。

/j/、/q/、/x/——构音位置在舌面（比舌尖后靠后一点）。

/g/、/k/、/h/——构音位置在舌根（比以上都靠后）。

不同的音之间存在构音位置前后的差别。"后"是相对于更靠前的构音位置而言。因此，对于同一声音，当出现错误发音时，应将正确发音与错误发音相比较，当错误发音的位置比其本身正确的构音位置都要靠后时，我们将这类发音错误称为"后置构音"。比如：把"兔子"（tùzi）叫成了"裤子"（kùzi）。

后置构音错误包括以下类型：如果构音位置后置，直至离开口腔，到达咽部、喉部，尽管仍存在不同的发音方式（塞音、塞擦音、擦音），此类特殊的后置构音错误称为代偿性发音。

如果构音位置的后置仅限于口腔内，统称为口腔后置构音错误，这类错误包括腭化塞音对/d/、/t/的替代，腭化擦音对/d/、/t/的替代，舌根擦音对/s/、/sh/擦音的替代，舌根化的/n/、/l/和/r/等。

腭裂孩子后置构音的原因与治疗原则

原　因

舌头习惯性后缩

未手术的腭裂患儿在咿呀学语期，丧失了一块重要的语音练习区域——完整的硬腭，从而使舌前部的发音受到了影响；腭部裂隙的存在，使孩子存在异常的舌位运动。有学者通过超声对比研究了唇腭裂婴儿的舌位活动。正常婴儿在吮吸时舌的表面显示出了规律性和持续性的运动；而唇腭裂婴儿的舌运动表现出无规律的蠕动，且该蠕动因为舌面的简单而重复的运动而中断，不能形成有规律的循环。以上语言前期的异常是腭裂患者后置构音较高发生率的原因之一。

舌头代偿性后缩

若腭裂患儿错过了1岁左右的手术时间，在口鼻相通腭咽闭合不全的情况下开始学习发音；或者腭裂术后，部分患儿（9%~36%）依然存在腭咽闭合功能不全，在腭咽闭合不全下学习和使用语音。这种情况下，机体为了尽可能地弥补腭咽区域的缺陷，以减少漏气并试图维持口腔压力，发生了舌位后缩的代偿甚至是咽部、喉部提前收缩的代偿（后者即为代偿性发音）。

存在腭瘘孔

虽然孩子在合适的时间进行了腭裂手术，或者孩子的腭咽闭合功能良好，但因瘘孔的存在，机体为了避免发音时口腔内的气流经由瘘孔漏出，舌头在构音时会后置于瘘孔后方。前颌区的瘘孔尤其会影响舌尖音。

发展性构音错误

没有腭咽闭合不全、没有瘘孔，仍然存在后置构音，那么孩子的构音错误尽管表面看起来与腭裂关系不大，但可以考虑从腭裂患儿语言发展规律探讨的角度来理解此问题。

文献报道，对于大多数的唇腭裂患者来说，唇腭裂婴儿在声母发展中的受限将会持续到腭裂术后的幼儿期，与其同龄的非唇腭裂幼儿相比，患儿声母广度较窄，口腔塞音较少。另外，他们关于声母位置特征的学习的精确度也明显差于同龄幼儿。

治疗基本原则

要解决后置构音问题，治疗师就需要想办法把发音位置挪到前面。人类学习语音不是一个音一个音学习的，大脑会总结不同的音之间的特征从而习得，大脑总结的特征即是我们的发音规则。因此，治疗师可以教授孩子们新的发音规则——前移构音位置。

至于怎么移，治疗师可以开动大脑，使用各种听觉、触觉、视觉，运动知觉的提示，采取各种描述、解释说明、隐喻等方法实现将发音位置往前移……

对于腭裂孩子，当你明白了他们的历史原因（腭裂本身的影响、手术时间、学语时间）、现实原因（是否腭咽闭合不全，所处的语音、语言发育期，是否有腭瘘孔），你就会清晰地选择先解决器官问题，即改善腭咽闭合不全和治疗瘘孔等，再进行语音治疗以及安排合适的语言治疗项目！

听力的事儿绝不能忽视

一位腭裂患儿，因长期中耳炎在最近一次的检查后发现听力下降明显，骨导阈值提高，已经需要佩戴助听器了。一位正在接受语言治疗的患儿，最近进步不明显，上课也不太专心，检查后发现原来中耳炎复发了。治疗2周后，第1次回来上课，发音学习出现了质的进步。一位语言治疗即将结束（已经学会了所有发音）的孩子，突然在一次课堂中出现明显的退步，同样是因为中耳炎复发了。治疗2周后，一切恢复正常。腭裂术后第一次接受语音评估，同样的目标音，孩子却会出现不同的发音，耳鼻喉科中耳功能评估显示，孩子为分泌性中耳炎。这样的案例举不胜举，腭裂孩子不是说话不好吗？怎么又说起耳朵的问题了？

为什么儿童易得中耳炎？

据统计10岁以下儿童中，约有90%（其中约80%为单耳）患过分泌性中耳炎。儿童咽鼓管结构及免疫功能不成熟是其主要原因。儿童咽鼓管短、宽、无弓形弯曲，与水平交角只有10°，腭帆张肌肌力相对较弱，咽鼓管呈半开放的状态，儿童鼻咽部较狭窄，鼻及鼻咽的感染易造成鼓室负压，咽鼓管发生逆流，引发分泌性中耳炎。

腭裂儿童为何更易得中耳炎？

咽鼓管功能异常是腭裂患者易患中耳炎最主要的原因。从中耳（耳朵分为外耳、中耳、内耳三个部分）到咽喉有一条通道叫咽鼓管。咽鼓管可以让中耳的分泌物引流到咽喉中，也可将空气导入封闭的中耳腔内，维持鼓膜内外两侧的压力平衡。腭裂患者的软腭肌肉（腭帆张肌）分布不正常，导致咽鼓管功能失常而出现分泌性中耳炎。

多少腭裂患儿可能会得中耳炎？

尽管不同文献报道的腭裂患儿的比例存在差异（40% ~ 98%），但是总的来说，发生率都非常的高。

1988年Grant等报告了伦敦腭裂患者中耳光发病率高达97%；Valtonen等报告了芬兰（1983—1993年）年间腭裂患者中耳光发病率为98%。还有文献报道，不同人种发病率不同。亚洲人以及北美人群发病率较高，非洲人群发病率较低。

中耳炎的危害都有哪些呢？

导致传导性听力损失

听力损失是外耳（外耳道"耳屎"栓塞也不可小视）或中耳传递声音时产生了障碍所导致。慢性中耳炎的儿童往往感受不到疼痛或者轻微的不适而被忽略。

影响语音语言发展

对于非腭裂儿童，中耳炎好发于3岁以下，此时正是发音以及语言发展的关键期。对于腭裂儿童，腭裂自出生即已存在，而语言发展自出生那一刻即已开始，在整个言语链中，当输入（听觉）出现问题，输出（言语）也必然受到影响。

目前唯一可以确定的是：任何形式（传导性、感音性、或混合性）及任何程度的（轻度到极重度）的听力损失，都会对语言及语言发展产生影响。

影响学业

研究发现患最小感音神经性听力损失儿童发生学习困难（37%的儿童出现留级）、交流语言贫乏（在交流方面是正常儿童出现交流困难的4.3倍）、社会情感缺乏（缺乏自信及动力）等方面风险更大。

腭裂患儿听力检查不可少

家长常以为孩出生时的听力筛查已经通过了，为什么还要检查听力？这是因为新生儿听力筛查的目的是发现超过 30~40dB 以上的听力损失婴幼儿，并不筛查后天获得性听力损失；另外，10%~20% 的听障婴幼儿可能会被漏筛；5% 没有通过听力筛查的婴幼儿还可能被儿科医生忽略（腭裂患儿中，此种情况常见）。与新生儿听力筛查相比，儿童听力筛查长期以来一直没有得到相应的重视。听力学专家认为，即便是轻微的听力损失也会影响语言发展。

正如《美国儿童听力筛查指南》最后指出：循证结果表明幼儿和学龄儿童及青少年的听力筛查能促进尽早发现晚期或者获得性听力损失，尤其能筛查出长期慢性和常发性传导听力损失，进而减少听力损失对儿童发育和学习的影响。

当嘱托家长要进行听力检查时，家长常说"我们已经检查了声阻抗了！"。《美国儿童听力筛查指南》明确指出：鼓室导抗测试不是听力测试，仅仅是对于中耳功能的鉴定，可间接地评估中耳在传输听力信号通道的有效性。声阻抗应与纯音测听联合检查。

听力损失不易发现

每当建议家长带孩子检查听力的时候，家长总是反应"孩子平时听声音没问题，很小的声音叫他，他都能听见！"。能听见小声，就表明听力一定没问题吗？听力损失对行为的影响通常是不易察觉的。一些表现类似于那些有注意力障碍、学习障碍、语言处理障碍或认知迟缓的儿童。家长需提升意识，尽早就诊，接受检查！

听力损失儿童常见的行为学表现如下：

难以注意口语或其他听觉信息；

频繁的请求重复；

听课时容易疲劳；

回答简单的问题时，答案错误；

似乎与同龄人孤立；

阅读能力障碍；

口头/书面语言困难；

易受挫折。

评估标准

听力阈值一旦超过（含）26dB 之上，便可能降低患者的工作能力，因而被定性为"认可的听力损失"。该标准后来分别在 1973 年和 1979 年修订，沿用至今。世界卫生组织也将 25dB 以内的阈值视为正常听力。

按照美国儿童听力筛查指南，听力损失包括三种不同类型：双耳感音神经性听力损失（双耳气导平均阈值在 20～40dB）；高频感音神经性听力损失（在单耳或双耳 2000Hz 以上两个或更多频率气导平均阈值超过 25dB）；单耳听力损失（患耳气导听力平均阈值超过 20dB）。

当检查孩子听力的时候

临床常见的情况

语言评估结束，治疗师询问病史的时候，常常会问家长"出生时的孩子听力筛查结果如何？会不会经常感冒发烧，有没有中耳炎的病史？看电视的声音会不会很大呢？叫孩子的名字会不会经常不反应？"。

有的家长会告诉医生孩子可以听见，很小的声音都有反应。对于唇腭裂的父母来说，在孩子出生的第一年，已经花费了大量的精力来经历唇裂、腭裂手术以及术前术后照顾……当正在积极准备腭裂手术的时候，或是满心欢喜的腭裂术后第一次复诊的时候，当被询问这些问题的时候，家长常常有点慌张，有点不知所措……

后来我才反应过来，直截了当地说明问题对于经历了那么多的唇腭裂家庭似乎有点不近人情，因为他们很担心，孩子是不是还会有什么其他更大的问题？这里面其实有一些认识上的偏差，是一个小小的误会。询问和检查腭裂孩子的听力，只是解决腭裂引起的中耳问题，这仍然是腭裂序列治疗的一部分，是与说话息息相关的部分。

为什么要询问"耳朵"的问题？

从耳朵内的中耳到咽喉，有一条通道叫咽鼓管。咽鼓管可以让中耳的分泌物引流到咽喉中，也可将空气导入封闭的中耳腔内，维持鼓膜内外两侧的压力平衡。腭裂软腭的肌肉分布不正常，使得咽鼓管的功能失常。所以经常有中耳积水的问题产生。

父母也许会告诉治疗师孩子是可以听得见的。这是因为中耳积水，使鼓膜动度下降，部分患儿可能出现听力损失，但是损失程度大多数较轻，不会影响与父母的交谈和沟通，家长常不易发现。另外，如果中耳积水只影响了部分声音的传导，孩子最终获得的声音可能是某个频率段损失的声音，这种损失可能对于一个语言发展成熟的人来说不会产生过多的影响，但是对于一个语音和语言都处在发展阶段的婴幼儿来说，会影响他们的语言学习。多数文献报道，腭裂患儿伴发中耳炎、听力障碍等中耳疾病的概率在40%～100%。需要告诉家长的是：一般来讲，即使耳朵出现问题，大多数都是轻度的，家长不必过于紧张！

当孩子"听"到的声音存在损失或不一样，他"说"出来的也就可能不一样。听得见不等于听得清，听见了声音，并不代表完全接收到了声音的全部声学特性。

在家如何观察"耳朵"问题？

中耳积水的症状主要有听力减退或耳内有肿胀感。但因幼儿大多不会表示，所以父母一般都不会察觉。除非积水发生感染，变成急性化脓性中耳炎时，才会有发烧或是外耳道有分泌物流出等现象。有时幼儿会因为耳朵不舒服而时常用手抓耳朵，或有反应较慢、看电视需要很大声音等现象，此时也要怀疑是否耳朵有问题。

另外，如果腭裂孩子同一个音节会发出不同的声音，也应警惕中耳积水的问题。

分泌性中耳炎如果不治疗，久而久之，鼓膜及中耳腔会结疤而硬化，如果孩子经常出现化脓性中耳炎，则鼓膜及中耳腔受损的程度会更严重，而造成永久的听力障碍，最终影响发音与语言发展。另外，慢性中耳炎的患者也容易在耳道中产生一种"胆脂瘤"，会破坏耳道、内耳、颅骨、甚至压迫到脑部。

家长一定要积极观察孩子，早期发现，早期治疗。即使已经对语音产生了一定的影响，当中耳功能改善后，因为孩子正处在语音语言发展期，语音问题通过已建立好的正常听觉反馈是可以纠正的。

中耳问题的诊断和治疗？

耳朵的问题自然交给耳鼻喉医生。耳鼻喉科医生可以用耳镜来检查鼓膜是否正常，一般会做声阻抗检查（没有什么侵入性，幼儿都可以接受）以测出早期的中耳病变。要定期（一般腭裂术前、术后及语音复诊时）或感冒时去咨询耳鼻喉科医生，如果存在积水，依医生的评估先进行服药治疗的保守治疗，必要的时候需要放置中耳导气管。

家长可以怎么做？

首先，要先从认识上一方面重视腭裂孩子可能存在的"耳朵"问题，一方面不用过度担心此问题，只需腭裂手术前后积极配合语言治疗师提出的关于耳朵的检查项目。

其次，在家中留心观察，发现异常时复诊检查，这样才能保证及时发现问题，及时处理。

最后，坚持序列治疗的各个步骤。

腭裂孩子为什么容易嗓子哑？

不同的年龄、性别、甚至文化背景的人嗓音都会有差异。声音嘶哑是很多人都曾经历过的一种声音状态，而上呼吸道感染、喉咙发炎是最常见的原因！不少的孩子会因为大声说话、大叫、尖叫、咳嗽或清喉咙等出现声带小结，会有一段时间的声音嘶哑……

腭裂孩子同样会出现声音嘶哑的问题。他们的声音嘶哑与上面提到的常见问题一样吗？有什么特殊之处呢？

嗓　音

尽管在适宜的时间进行了腭裂修复手术，5%~36%的腭裂患儿术后有可能出现腭咽闭合不全（VPI）。

若错过的了适宜的手术时间，甚至是青少年或是成年时期才进行了腭裂修复手术，不但腭裂术后的 VPI 的比例会增高，术前患者还会在 VPI 的状态下，学习并发声说话。

无论是何种原因所致的 VPI，除了引起我们曾经前文提到的鼻音、鼻漏气、代偿性构音问题之外，还会引起嗓音的问题。

嗓音现象

文献提示腭裂患者喉部症状和喉部功能改变。喉部症状有声带充血、水肿、声带慢性炎症、双侧声带小结。喉部功能改变有习惯性将声带作为构音器官、音高及音强的多样性受限、气声、声音嘶哑、声音粗糙、声带不完全闭合、声带不协调内收、有声学证据的非正常声带活动。

研究报道，有超过一半的 VPI 患者存在发声功能障碍，几乎近 40% 的唇腭裂患者都存在双侧声带小结。

VPI 致嗓音异常的机制

为了对抗因 VPI 所导致的口腔内压力不足，患者可能尝试调整声带，以过度收紧作为代偿。发元音时，声门收紧以减少气流的外漏，诱发持续发声必须将声门下压。在鼻腔共鸣和其余声道共鸣耦合不充足的情况下，个体试图调整声门下压力和声道的空气动力，从而潜在地增加了声音的噪音。

声门下压是指发声时肺内气压到达声门下的压力，在不同的性别、年龄间无显著性差异。声门下压属于空气动力学参数。

声学研究结果显示，VPI 患者的嗓音声学参数受到了显著影响。电生理研究结果显示，男性患者的基频微扰受到更明显的影响，且与 VPI 的严重程度相关。与构音相关的研究显示，嗓音的异常与 VPI 所导致的代偿性行为有关，但与代偿性发音无关联性。<u>VPI 是患者出嗓音异常的影响因素</u>。

解　读

当家长发现孩子的声音并不清亮，声音沙哑，特别是长时间存在时，提示患儿可能存在的声带问题。对腭裂孩子而言，声音嘶哑的常见原因除了大声喊叫、哭闹、尖叫之外，很有可能存在 VPI！

对于腭裂孩子的声音嘶哑问题，治疗师需要在腭咽功能评估的基础上，制订治疗计划。若存在腭咽功能问题，则需先考虑 VPI 的治疗，VPI 的治疗要先于嗓音问题的处理。

软腭肌肉可以锻炼吗?

为什么会有这个问题?

胚胎发育时一些小小的差错,使口腔内腭的发育出现了故障,形成腭裂。腭裂在解剖上,表现为腭部肌肉发育异常(发育不足可以理解为"薄弱")和分布异常(肌肉异位附着可以理解为"长的地方不对");在形态上表现为腭部裂开,口鼻腔相同,影响发音和进食。

这么一说,问题的症结一定是在肌肉了!是的,通过手术改善异位附着的肌肉,尽量恢复它们的分布,并接近于正常。可是,肌肉"薄弱"的问题该如何解决呢?

大家都知道。通过肌肉训练,可以增加肌肉含量和肌肉的耐力等。那么,软腭肌肉同是人体肌肉,它可以使用同样的原理锻炼吗?它独特的位置,该使用什么样的锻炼方法呢?

语言病理学家的假设和实验

口腔构音器官(唇、颊、舌等)在发音时,只使用了其部分甚至是少量的肌力。如:唇部肌肉在发音的时候只使用了其肌力的 10%~20%。在发 "/d/、/t/、/n/" 时,舌与上腭接触时的压力只有 5~50cmH_2O,而有学者测量到正常人在非语音状态下的舌与上腭的接触压力可以达到 900 cmH_2O。

如果肌肉的储备能力减少,语音的行为可能表现为一种费力的活动。在语音的过程中,肌肉的运动能力接近了其最大限度,这时机体可能需要调动其他生理活动参与发音,从而影响语音表现。如果关于语音的肌肉活动难以理解,我们可以想象平时搬动东西的状态,有力气的人毫不费力可以用一个胳膊拎起来的东西,力气小的人除了两个胳膊的力量外还要加上腰背的力量，而且姿势也不怎么优美……

腭裂患者腭部肌肉异常附着，同时存在功能肌肉组织的缺乏。尽管腭裂手术尽可能地恢复了腭部肌肉的异常附着，但是在语音活动时，腭部肌肉已经在接近其最大活动能力的状态下运动了。

美国伊利诺伊大学香槟分校的语言病理学家 Kuehn 教授通过腭电图，验证了这个假设。腭裂患者发音清晰中起到重要作用的是腭帆提肌。与正常对照相比较，腭裂患者腭帆提肌的活动水平更高，这就说明腭裂患者术后腭帆提肌的肌耐力较差。

Kuehn 教授设计并进行此实验的目的是希望通过，腭裂患者腭帆提肌肌耐力弱来说明腭部肌肉拥有在"负重"情况下进行锻炼的基础，并希望通过锻炼增强腭部肌肉耐力，提高在腭咽闭合时的运动能力，最终为发音提供良好的基础！

为什么要锻炼软腭肌肉？

腭裂患者的语音问题

腭裂患儿的语音问题包括过高鼻音、发音时鼻漏气、音质问题（主要为声音嘶哑）、构音错误（咬字不清）、语音不能被完全理解。在这些语音问题中，以过高鼻音和咬字不清对腭裂患儿语音清晰度的影响最大，这也是我们在临床上重点关注的腭裂语音问题。

软腭肌肉锻炼的目的

希望通过软腭肌肉的锻炼，改善参与腭咽闭合肌肉能力，从而改善患者腭咽功能，减轻鼻音。

治疗师要弄清楚，孩子存在的咬字不清与腭咽功能的关系。如果咬字不清与腭咽功能无关，那么这类发音不清显然不能通过肌肉锻炼改善；如果咬字不清与腭咽功能相关，那么肌肉锻炼对语音治疗发挥的是间接促进作用，即为发音学习提供较好的基础。

研究证据

20 世纪 40 至 60 年代：假设了一些非语音（不伴说话）的锻炼方法可以类化到语音。这些方法包括：吹气、吮吸和咀嚼。但是一些临床经验和更加规范的实验研究并没有支持这一结论。

20 世纪 60 至 70 年代：研究者对非语音锻炼肌肉改善腭咽功能的方法并不持乐观态度，因为语音状态和非语音状态下的腭咽闭合方式和神经肌肉控制存在差异，研究证实在说话过程中需要自主神经回路的抑制。因此非语音状态下的训练可能无法改变最后发音结果的。

20 世纪 70 年代末至 21 世纪：一些研究和病例报道都支持"减轻鼻音训练方法有效"的观点。该方法的着眼点在于改变腭咽功能的训练方法需要在语音时（说话时）使用，目的是形成一个新的语音行为反应模式。

我们目前的结论是：软腭肌肉的训练，需要在语音的（发音的）状态下进行。

结 论

语言治疗是一个克服困难的过程，需要时间和耐心。临床工作中，很多家长都表现出对软腭肌肉训练时，热切的关注。

通过简单、快捷的方法解决医疗问题，不仅仅是家属更是医生期望的。

通常，和大家分享一种既可行又简单的方法前，有必要对其适应证做简单的说明，以免适得其反。

持续正压通气锻炼软腭肌肉

通过逐步加量的抗力训练，可以增强机体的肌肉能力。基于这一原理，语言病理学家 Kuehn 开发了一套腭咽肌肉的训练方案，该方案需要在持续发音时使用，适应人群为存在鼻音的患者。

设　备

我们在健身房可以看到针对身体不同肌群的训练设备，那么什么样的设备可以训练腭咽肌肉呢？

Kuehn 为了使参与腭咽闭合的肌肉能够实现抗力训练，创新性地运用了呼吸机的正压通气功能。通过正压通气设备，在发音的同时给鼻腔持续送气。正压通气提供了由气流动力带来的"重量"，该"重量"迫使参与腭咽闭合的肌肉必须使用更大的力量对抗才能保证形成腭咽闭合，从而保证正常发音。

验　证

这一设想在正常人和腭裂人群中均得到了验证，在实验室的研究中，给予鼻腔持续正压通气，肌电检测显示腭帆提肌处于更高的活动水平，提示该肌肉发挥了更大力量克服正压通气带来的抗力以形成腭咽闭合。通过抗力训练带来三方面的结果：增加肌肉强度、更完全的腭咽闭合、降低鼻音。

重要事项

什么样的人可以参加训练？

（1）不需要进行腭咽闭合不全的手术治疗。

（2）不存在中耳疾患。

（3）理论上年龄不受限（只要可以接受正压通气时的感受），但最好 5 岁以上。

（4）具备一定的构音能力患者，最好经过了语言治疗，或处在语言治疗类化阶段。

健身力量训练中，抗力的增加和减少需符合一定的规律才能实现完美塑性。减少鼻音的肌肉训练同样需要遵循一定的规则。

Kuehn 的研究团队也对此进行了研究，他们的训练计划：

（1）时间　共 8 周，每周 6 天，每天 10～24 分钟。

（2）地点　家庭。

（3）训练　与任何增强肌力抗力训练的策略雷同，放松和加力持续交替进行。

训练词语的编辑原则：使用 NC（鼻音＋非鼻辅音）结构的音节，通过鼻辅音降低软腭，通过紧随其后的压力辅音彻底提升软腭以对抗正压通气的力量。

训练短句的编辑原则：交替使用辅音均为非鼻音的语句和辅音为鼻音的语句。

汉语解决方案

Kuehn 研究的人群是说英文的，笔者结合文献和经验提出了一些本土化的方案，欢迎同行共同探讨。

（1）时间　共8周，每周5天，每天20～30分钟。

（2）地点　语音治疗室。正压通气仪有一定的花费，购买正压通气仪不够经济，不适合我们国情。若在治疗室训练，患者只需购买正压通气训练时的面罩。

（3）训练策略

训练词语的选择原则：汉语拼音的音节结构主要为声母（辅音）+韵母（元音）（CVC），声母（辅音）+韵母（元音）+辅音韵尾（n/ng）（CVC）。因此，在汉语音节中，不存在"字"水平的 NC 结构，我们可以扩展到"词"水平的 NC 结构，即鼻音的字+非鼻音的字，如：面积（miànjī）；难过（nánguò）；那次（nàcì）等。

训练短句的选择原则：交替使用辅音均为非鼻音的语句和辅音为鼻音的语句。如非鼻音语句：爸爸踢皮球（bàba tī píqiú）；鼻音语句：妈妈买牛奶（māma mǎi niǔnǎi）等。

持续正压通气治疗的临床运用

国外对持续正压通气的研究

美国伊利诺伊大学香槟分校的语言病理学家 Kuehn 教授通过腭电图，验证了腭裂患者术后腭帆提肌的肌耐力较差。Kuehn 教授的实验结果表明，腭裂患者腭帆提肌在肌耐力方面存在弱势，从而说明腭部肌肉拥有提升"肌力"的需要。

根据逐步加量的抗力训练可以增强机体肌力的原理，如果给予软腭肌肉实行"负重"训练，那么软腭肌肉的肌力可以提升。

Kuehn 教授创新性使用正压通气（CPAP）设备，在发音的同时给予鼻腔持续送气，使参与腭咽闭合的肌肉被迫进行抗力训练。正压通气提供了由气流动力带来的"重量"，该"重量"迫使参与腭咽闭合的肌肉必须使用更大的力量对抗才能保证语音时所需要的腭咽闭合,从而保证正常发音。

随后,Kuehn 教授在美国联合 8 家唇腭裂中心,开展了多中心临床对照试验。结果显示:使用 CPAP 进行训练,可以改善边缘性腭咽闭合不全患者的鼻音。通过有计划的 CPAP 训练,能增加参与腭咽闭合的肌肉的强度、获得更完全的腭咽闭合、从而降低鼻音。

国内的研究

尽管国外研究已经证实 CPAP 可以发挥作用,但是如何运用到说普通话患者的身上,还有许多问题尚待解决。为了能够将 CPAP 切实地运用到我们的临床工作中,我们首先申请了科研课题,课题中新技术的使用通过相应级别伦理委员会的审批;其次,我们在临床中持续开展一系列工作。

<u>这些工作包括</u>找到能够开展语音治疗的 CPAP 仪器;在临床中严格把握 CPAP 适应证;治疗过程中 CPAP 的压力的设置;CPAP 软腭肌肉训练的字表的编制。

通过一年的努力以及临床资料的积累,<u>我们已经形成了</u>:CPAP 操作指南;CPAP 辅助构音治疗方法及规范;CPAP 治疗用字表;积累了改善鼻音的成功案例。

在治疗过程中,我们发现 CPAP 不仅能改善患者的轻度鼻音外,而且能同时辅助构音治疗。比如难治性代偿性发音、低压力构音状态以及腭化构音等。

CPAP 如何改善低压力构音?

一位腭裂术后患者,在语言治疗进入到一定阶段后,尽管已经学会了很多的发音方法,但是仍然在气流控制上存在一些问题,表现为低压力构音状态。低压力构音并非音的位置或是方法错误,常和发音时腭咽运动能力和模式有关,因此在腭咽功能尚可的患者中仍可能存在习惯性的低压力构音。

CPAP 通过给予正压,协助患者调整腭咽运动控制,减少鼻腔漏气,从而减少口腔的压力丧失。当患者熟悉正确的腭咽控制方式后去掉 CPAP,患者仍可维持正确的腭咽及气流控制方式,从而对构音治疗提供了帮助。

腭裂患者假期语音复诊治疗指南

每逢寒暑假,便会迎来患者的高峰期,学龄患者(6~17岁)是主要就诊人群。本文就如何有效利用假期完成阶段性进步总结了一些实用策略,希望对家长及患儿就诊有所帮助。

就诊时间和准备

1. 学龄前患者(年龄在2~5岁左右) 请避开寒暑假就诊高峰。寒假天气寒冷,患儿外出易发生上呼吸道感染,感冒后无法对患者进行鼻音的判断。当然,对于此类患儿我们会提前和家长们预约复诊的非高峰时段,您只要遵循预约时间即可!

2. 学龄期患者(小学、初中、高中)复诊时,家长在放假前提前做好复诊准备,积极治疗慢性鼻炎并注意保暖预防感冒。

请家长提前1周电话联系并预约复诊时间。尽量将患儿的复诊安排在放假的第一周,为可能的治疗(语言治疗、手术治疗)留足时间余地。

就诊前,请避免患儿感冒,否则影响鼻音判听。

复诊项目及准备

学龄期患者,复诊或是初次就诊可能进行如下诊断项目:语音评估、腭咽功能评估、鼻咽纤维镜检查、听力检查及中耳功能检查、语言治疗以及腭咽闭合不全的手术治疗。

患者入院前应完成上述的检查和评估。这是因为上述检查是手术治疗决策和方案制定的依据。

患者应避免感冒,若果出现发烧、咳嗽、流鼻涕、喉咙发炎,拉肚子等症状,则需先专科治疗再预约入院日期。

住院周期一般为 10 天左右（与当时住院患者数相关），家长依此周期合理安排拟住院时间，并提早预约。

如何配合语言治疗？

语言治疗可能会根据孩子的发音情况使用很多的"小工具"，家长需提前准备好的物品：

一面镜子：用于孩子自我观察和纠正。

一个语言治疗家庭作业本：用于记录治疗课笔记和老师要求的练习内容。

水杯：上课喝水用。

饮料吸管若干：用于气流区别特征的对比和治疗。

正压通气鼻面罩：语言治疗师要求时购买。

家长旁听语言治疗课时注意做笔记，尤其记录语言治疗课后老师的嘱咐和家庭作业。每个孩子的情况不一，甚至每个孩子每节课的状态也不一样，因此每次的"医嘱"均不相同，家长需要实时记录。

第六部分

口吃专题

平衡与口吃治疗

平衡即两物齐平如衡。对"口吃"治疗而言:两物为何物?齐平如何实现?

降低要求

从小到大,父母的要求、老师的要求、学校的要求以及逐渐形成的自我要求是我们进步和成熟的重要动力!但是,当各种各样的要求与我们的能力不相适应时,我们自身便成了一个矛盾的承载体,一切似乎失去了平衡。我们会感到受挫、焦虑……此时,唯有降低要求,形成新的合理的要求(尤其是父母的与自身的),并提升自身能力,才能获得健康良性持久发展。

这一普遍的道理同样适用于口吃的治疗。

通过"降低周围环境要求"与"提升自身能力"来达到"两物齐平",实现"平衡",从而改善口吃!

降低父母对孩子语音流畅度的需求,即改善父母对待口吃的策略,提升父母的接纳度。

在孩子口吃时，家长设法阻止，要求孩子慢慢讲话；向孩子显露焦虑情绪；通过各种形式（面部表情、语言、肢体动作）表现出不接受孩子的说话方式。这些均是父母"过高要求"的具体表现，在口吃状态已是既成事实的前提下，父母过高要求会影响孩子的自我认识和对说话的信心，加重孩子的焦虑情绪，使得不顺畅的语音得不到改善或是有增无减。

对于学龄儿童，还应考虑学校环境的影响，降低学校环境对孩子的要求。在国内，这一部分的工作只能由家长去沟通和实施。您可以建议老师避免分配不适合孩子言语能力的任务；老师在课堂中传递关于口吃正向观念，引导其他同学不要模仿和嘲笑口吃孩子等。

对于成人，需要降低并转变对自身的要求，接受现状并放弃不切实际的想法，客观认识口吃，调整对待口吃的思路。

根据笔者所在的语言门诊不完全统计：超过80%的成人患者对于自身的口吃没有形成客观的认识，常将各方面的生活事件错误归因于口吃等。

提升能力

提升能力是通过直接的和间接的方法提升语言流畅度，这些方法更多地适用于成年人。

直接治疗方法

降低说话的速率。

有策略地使用停顿。

使用插入语，利于减低速率和放松，如："是的、行、不错、好的"。

拉长音与音之间的间隔。

开始说话时有意识地采用更轻的发声方法。

发音时，发音器官间更轻地接触。

朗读。

在音乐中谈话。

与小动物/小孩谈话。

不同情景练习，如逛商店，超市，打电话。

以上各种方式的练习。

间接治疗方法

用镜子练习减少继发行为，如身体动作等。

学会自我放松。

与他人进行情感上的沟通。

提升沟通技能。

参与提升自信心的活动。

参与口吃治疗小组，获得支持与认同。

邀请自己的非口吃朋友一起参与治疗。

认知自身口吃特点，学会使用替代词。

在这些直接和间接的方法中，只是列出了提升技能的基本方向，治疗师和患者本人可在这些方向的指导下，发展出适合当前患者或自身的具体操作办法。

两者动态齐平

"降低要求"和"提升能力"需要双管齐下，实现动态"齐平"。

"要求"和"能力"需要相辅相成。一般在治疗中，常常是从降低要求开始，其目的是为了适应当下的语言能力，为流畅度的改善提供更优学习环境，保证各种治疗策略发挥效果。与此同时，积极练习使用不同策略提升语言流畅度。

在能力提升的同时，环境总会立即提出更高的要求，在这个动态变化的过程中，只有二者相互适应，才能有效促进治疗进程。

如何把控"要求"和"能力"的程度，因人而异，需要具体情况具体分析，这时常需要专业人员的指导和建议。

再说口吃病因

目前，口吃仍然是原因未明。多极观点认为口吃由多种因素引起。常见的理论为三因素模型，该理论认为三种因素缺一不可，口吃才可发生。这三种因素包括：脑神经处理言语缺陷；存在引发口吃的条件，如口语本身的特点，语言的复杂程度，语调重音的变化；调节因素，包括说话者对自己语音的察觉能力，自身的生理因素等。

思维说：

本篇来自"北京语言大学暑期教授课程"——美国北卡罗来纳中央大学沟通科学系主任郝建萍教授"口吃治疗"课堂笔记整理和总结。

大多数与人相关的病理性问题，都是复杂的多因素问题，且多因素间存在相互作用。

列出病因是想再次向患者朋友们展示病因的复杂性；了解复杂性是希望患者朋友们不必过多地纠结原因，而应将更多的精力和能量放在实践治疗策略上！

儿童口吃的孰是孰非

一般人印象中的"口吃"指的是说话结结巴巴，有口难言。说话不是断续不接，便是"如鲠在喉"，再不然就是奋力想表达心中想说的话却不得其法。根据美国口吃大师 Van Riper 认为，口吃是"无法自我控制"的说话流畅性失调，不管是重复的发出同一个字音，还是将字音拉长，当事人往往感到挫折或尴尬。

口吃的成因

目前口吃仍然是原因未明。有研究提出三因素模型。该理论认为三种因素缺一不可，口吃才可发生。这三种因素包括①脑神经处理言语缺陷。②存在引发口吃的条件：口语本身的特点，语言的复杂程度，语调重音的变化。③调节因素：说话者对自己语音的察觉能力，自身的生理因素等。

几岁的孩子开始出现口吃呢？

儿童语言发展的早期即可以出现；一般为 2~4 岁，儿童可以说出 2~3 个字句的阶段。

有多少孩子会得口吃呢？

6 岁以下儿童常见，学龄前儿童中有 4%~5% 的孩子存在口吃。

口吃的孩子会自然康复吗？

循证医学的结论和数据指出：一年内康复的比例为 40%，两年内康复的比例达到了 71%；四年内有 74%~85% 的孩子都可以恢复正常。

男孩更容易发生口吃吗？

在幼年阶段，男女生的比例差别不大；学龄前阶段男女比例变为为 2∶1；成年阶段男女比例变为为 4∶1。

是立刻治疗还是等待孩子的自然康复呢？

这对于家长和治疗师来说都是非常关键的问题，掌握好时机，很多时候意味着事半功倍！

众多的证据提出治疗应该考虑如下因素：

口吃家族史——家里有其他患口吃吗？

自然康复家族史——家里口吃的人长大后自行恢复了吗？

口吃的发病年龄——孩子是几岁才出现口吃的？

语音和语言发展的状态——需要治疗师的语音评估。

性别——如果是男生出现口吃，应立刻开始治疗。

在提出的众多考虑因素中，"性别"这一因素的证据支持最强。因此，若是男孩出现口吃，是需要立即而开始治疗！

口吃的治疗方案是什么呢？

口吃的治疗也经历了很多的不同发展阶段！LIDCOMBE PROGRAM（LP）是目前较新且获得很多证据支持的治疗方案。

什么时间治疗口吃呢？

6 岁以下是最佳的治疗期。

谁参与治疗实施？

语言治疗师和家长，家长在口吃的治疗中具有举足轻重的地位！

家长如何实施治疗？

LP 方案主要由家长参与实施，家长的反馈方法是治疗程成功的关键，但方法却简单可用，易于操作。

需要注意：不是所有的不顺畅都是口吃。

每个孩子的肌肉控制能力不同，语言能力以及心智的发展、人际互动能力等都不相同。语言能力、心智成熟程度、发音器官的发展速度、接受语言刺激的量都可以间接或是直接的影响孩子语言学习的速度。

一般而言孩子在语言的快速成长期（2～3岁）都可能出现一些说话的不顺畅。大部分孩子的说话的不顺畅会在过了一段时间（几个月或是半年）会自动消失。

一些学者提出了正常说话不顺畅的一些表现：说话不顺畅的重复只有 1～2 次；重复和插入（插入无意义或是多余字音）的现象在 3 岁之后大为减少；说话

不顺畅不会带来过多的困难，孩子不会因为说话不顺畅而感到挫折和不好意思。

面对孩子出现的一些不顺畅，治疗师应该给予家长一些实质性的建议。对于因说话不顺畅而就诊的孩子，应定期随访和跟踪，以了解是否演变为口吃。

儿童口吃治疗策略

LP 治疗方案产生背景

Wendell Johnson 的诊断理论

幼儿在学习说话的时候，都会出现不流畅的情况。当家长把正常的不顺畅认为是口吃时，会向孩子施压设法阻止语言不流畅。在与这些正常的不流畅抗争的过程中，伴随着对孩子发音的焦虑和父母们对孩子的负性评估，往往会加速不顺畅或口吃的发展。

基于这一理论，Johnson 提出了对于儿童出现的口吃给予完全忽视的治疗方法。这一理论带来了普遍的影响，且数十年都未曾受到挑战。

语言临床治疗中的经验

在临床工作中，确实能够看到这样的例子，家长的各种焦虑表现会影响孩子的自我认识，加重孩子对说话产生的焦虑情绪，使得不顺畅的语音得不到改善或是有增无减。

存在的问题

要求家长对于孩子的口吃视而不见本身存在操作性的困难；并不是每一个与孩子相处的家庭成员都对孩子的不顺畅行为做到治疗师所要求的忽视。

LP 方案基本步骤

能够确定孩子什么情况时口吃。

督促目标行为。

实行正向强化和抑制。

LP 方案实施细节

在初次就诊时，家长学会确认口吃的产生

1. 家长应该能够识别出孩子的口吃行为，且能针对这些行为给予立即的口语回应。

2. 家长观察治疗师确认并纠正孩子口吃的方法并学习。

3. 家长自己尝试进行反馈并得到治疗师的纠正和训练。

4. 家长和治疗师一起观看记录孩子语音的视频，然后比较和讨论他们各自的对于视频中语音样本的判断。

家长督促目标行为

1. 家长需要在每一天的说话中频繁地督促孩子并要求产生流畅的声音。比如"看，我们在买东西的时候你就说得很流畅。""让我们看看今天能不能在整个晚饭的时候都说得很顺。"

2. 当能够达到治疗目标，并且孩子能够在父母的提示下纠正口吃时，家长要求孩子进行自我的纠正，治疗师和家长通过视频观察孩子每天自我纠正的状况。

正向强化

1. 更多的正向强化　比起去纠正孩子口吃的行为，治疗师需要训练家长能够更多地强化孩子流畅时的语音行为。比如，强化五次流畅的行为，才能纠正孩子一次口吃的行为。

2. 正向的纠正方式　治疗师训练家长能够使用正向的、非处罚性的方法来纠正口吃。

纠正口吃时要以积极的声音和语调，使用比正常说话还要不经意的口气。

特别需要注意的是：家长不能对每一次口吃都进行纠正，尤其不能对孩子进行价值判断以及批评孩子的说话。

可接受的话语有"恩，这儿有一个重复的单词""我觉得它是口吃了"。不能被接受的方式有"这样说不好""那是口吃""这是错误的"。

治疗形式

1. 形式　孩子可以在课堂中或是以网络的形式接受强化和语言治疗。

2. 时间和频率　治疗通常由家长在家中执行，每次 10～15min，并且要求每天进行治疗。

3. 教具　在每一次治疗中，家长和孩子坐在一起，通常会使用绘本作为引导物让孩子进入和家长的对话情境。当孩子语音表现流畅时要给予鼓励。对于 2～3 岁的孩子，当语言流畅时给予口语的表扬，对于孩子来说口头认可就是充足的增强物。建议先不使用实物性的奖励，如贴贴纸、盖印章等，因为这些东西会转移孩子对于说话流畅的注意力。对于年龄较大一点的孩子，可以将口头奖励和实物奖励结合使用。

抑制的方式

1. 当确定了口吃后，家长应该要求孩子只重复发生口吃的词语。

2. 当口吃的词语能够正确产生时，如果孩子愿意，可以将句子的剩余部分讲完。

3. 如果孩子在很多次尝试后不能将发生口吃的词语正确地发出，父母可以带着孩子一起说出目标词。然后再鼓励孩子单独说出目标词。

4. 父母还应该鼓励孩子将改正的错误进行多次的练习。

进一步的方式

1. 家长选择不同的治疗方式　家长可以选择孩子在家或是不在家的时候，使用电话或是视频的方式与孩子通话。

2. 家长随机选择治疗时机　治疗程序与在家中面对面的治疗程序相似，家长间断地鼓励流畅的行为，间断地纠正口吃。

3. 特别注意　对于孩子对话中的口吃行为给予偶尔的关注和纠正。不用对每一次口吃都给予纠正，可以在每天的对话中随机选择时机进行纠正。

4. 增加纠正的频率的时机　当孩子接近零口吃的状态时，家长可以增加口吃纠正的比例。当每天只有几次口吃发生时，家长可以对每一次口吃进行纠正。

5. 在治疗开始之初不能使用远程治疗的方法。只有当治疗师对家长能够实施正向的干预措施满意，并且家长能够和孩子愉快相处时，才可以考虑使用该方法。

当治疗进展时，视频治疗可以过度为父母的主要治疗模式。特别是在进入或是刚刚进入保持阶段后，所有的鼓励和纠正都可以以视频的形式进行，可以不再进行治疗室或是家中的治疗。

LP 方案评测

效果评价是任何治疗的必备要素。LP 治疗方案最后将由家长执行，因此其效果的监控更显重要。

每周进行语音评测是本治疗项目的一个特点，而且评测起到了很重要的作用。最初的语音评估在于了解口吃的严重程度并且制订治疗目标。接下来的评估旨在记录和评价孩子向治疗目标进步的程度并将这些结果与家长进行沟通。

对于孩子来讲，治疗的长期目标是在一个很长的稳定期内达到语音流畅；对于家长来讲，在稳定期内，控制孩子语音的顺畅，并且在出现任何复发症状时，给予正确的临床回馈。父母收集任何治疗中的语音指标都是为了维持稳定并有技巧的执行此治疗。

因此，基于这些目标，家长和治疗师应合作收集和记录在治疗室/家内外口吃的程度。

治疗室内的记录方法

重复音节百分比（percentage of syllables stuttered，SS%）与每分钟音节数（syllables perminute，SPM）。

重复音节百分比（SS%）是指重复音节占所有语音样本中音节的百分比。每分钟音节数（SPM）指每分钟的总音节个数。记录是需要秒表和计数器（最好为电子计数器，网上可以购买）；评测时注意语音样本需要至少包括 300 个音节。

在与孩子视频的过程中或是观察孩子与父母对话的过程中进行记录。使用两个计数器，一个计数器用来记录每一个流畅的音节，一个计数器用来记录每一个口吃的音节，计时器用来记录时间。最后即可计算 SS% 和 SPM。

家庭的记录方法

1. 主观判别口吃严重程度　治疗室外的严重程度分值：在家中或是家长与孩子互动时，选择孩子的 5min 对话，并且注意听。家长使用 10 级量表（1 = 表示没有口吃；10 = 表示特别严重的口吃）来评价孩子这 5 分钟的语音表现。

2. 主观判别一致性检验　复诊时，家长和治疗师可以就他们评估的一致性进行检验和对比。如果存在差异，治疗师可以和家长一起讨论存在差异的原因并一同解决。一般来讲，当治疗持续一段时间过后，就很少发生这种差异了。

在治疗室外，家长也需要记录说话时每分钟的口吃次数。当父母选择了需要评测的与孩子的对话后，应进行录音并且进行严重程度评分。父母应该学会数数

（或使用计数器）记录录音中口吃的个数。在每次回诊的时候，由治疗师听录音再进行计数，父母与治疗师之间再进行一致性的比对，差别需要小于5%。当父母评测与治疗师一致时，治疗师不用再对治疗室外的录音带进行判断，可以直接使用家长提供的数目计算治疗室外每分钟口吃次数（SMST）。

LP 方案维持

维持阶段需要达到的标准为：在治疗室中与治疗师的对话时的 SS% 值为 1（即没有口吃的产生）；在治疗室外与家长的 1~2 段对话中 SMST 的分值小于 2.0（每分钟的口吃次数小于 2 次）；在 10 级评分中，评分小于 2.0（非常轻度口吃）。

在复诊前，应由家长进行评测。

在复诊的时候，治疗师和家长一起听录音带。

复诊间隙：维持阶段需要持续到 92 周，并且以 2 周，2 周，4 周，4 周，8 周，8 周，16 周，16 周，32 周的间隙定期前往治疗室复诊。

第七部分

和治疗师学语音知识

从汉语拼音字母表说起
——什么是发音位置？

每次语音评估完，向家长们说明评估结果时，很多家长都会露出困惑的表情，"前置化构音""后置化构音"……几乎是从未接触过的词汇；到底哪些诊断名词是什么呢？

其实诊断名词，在一定程度上说明了错误的具体形式，了解了错误的具体形式，就有利于治疗方法的选择。对于家长来说，如果明白了孩子咬字不清的特点，对家庭练习的开展也是非常有利的！

汉语拼音字母表的编排遵循了汉语语音学中的音位的位置特点，将在同一个位置发音的拼音放在了一起。需要说明的是：这里的"位置"是指在构音时所使用的口腔器官的部位，比如嘴唇，舌尖，舌根等。

汉语拼音方案中的 21 个声母：

b、p、m、f——构音位置在唇部

d、t、n、l——构音位置在舌尖部

g、k、h——构音位置在舌根

j、q、x——构音位置在舌面

z、c、s——构音位置在舌尖前部

zh、ch、sh、r——构音位置在舌尖后部

了解不同的发音位置,其目的是为了更好地理解在语音发展过程中,小朋友容易出现"前置化"(fronting)或是"后置化"(backing)构音错误的概念。

"前"和"后"分别指"位置"。因此:"前置化"是指发音位置比正确的发音位置靠前,比如把"哥哥"叫成"的的"。"后置化"是指发音位置比正确的发音位置靠后,比如把"兔子"叫成了"裤子";把"袜子"叫成"袜几"。"前置化"和"后置化"是小朋友很常见的构音错误。从语言发展上,如果孩子在3岁半至4岁时还存在这两类构音错误,应该赶紧进行语音评估和语言治疗了。

从汉语拼音字母表说起——送气音

"不送气化""塞音化""擦音化"……与发音位置的构音错误相比,这些名词更让人摸不着头脑,难以理解。如果想看懂语音评估结果,对孩子的状况有更清晰的了解和认识,继理解发音位置之后,再学习学习发音方法同样很有必要!

汉语拼音对每个中国人的熟悉程度已经不言而喻。通过汉语拼音字母表的排序,我们理解了发音位置。其实汉语拼音字母表的编排不但遵循了汉语语音学中音位的位置特点,同时它的编排还遵循着音位的方法特点。

前文中按照发音位置特点摘录的汉语拼音。

b、p、m、f

d、t、n、l

g、k、h

j、q、x

z、c、s

zh、ch、sh、r

再换一种方式摘录,只取第一个表格的前半部分。如果我们任意调换两者的

位置，读起来是不是不顺口了？这里面又包含了汉语拼音的一个重要特征——"不送气"和"送气"。

　　b、d、g、j、z、zh 均为不送气音；p、t、k、q、c、ch 均为送气音。

　　把不送气音放前面，把送气音放后面，读起来当然也是很有韵律感的。从专业上来说，不送气音和送气音之间的差别主要是嗓音起始时间上的不同。

　　如果小朋友把"葡萄（pútáo）"发音为"búdáo"，把"叉子（chāzi）"说成是"zhāzi"，我们把这种构音错误称为"不送气化"。

　　相反，如果小朋友把"斑马（bānmǎ）"发音为"pānmǎ"，把"蜘蛛（zhīzhū）"发音为"chīchū"，这种构音错误称为"送气化"。

　　当然，现实情况是出现"不送气化"的小朋友要明显多于"送气化"的小朋友。因此"不送气化"也是我们治疗的重点。

　　而更重要的是，我们在进行语言治疗的时候，会针对"规律性"进行纠正，而不仅仅是单个音。这样不但可以提高治疗效率，而且小朋友的类化过程也会比较迅速。

从汉语拼音字母表说起——卷舌音的困惑

从汉语拼音字母表了解卷舌音

　　汉语拼音对每个中国人的熟悉程度已经不言而喻。通过汉语拼音字母表的排序，让我们理解"发音位置"和"发音方法"这两个概念变得容易了很多。

　　汉语拼音字母表中：z、c、s——舌尖前音，又称为"平舌音"；zh、ch、sh、r——舌尖后音，又称为"卷舌音"（翘舌音）。

　　单独拿出来特别说明一下的原因在于这是很多家长特别关心的问题，我们常常听到家长一进语音门诊便说"我们孩子不会发卷舌音""我们孩子卷舌音和平舌音不分"等。为什么家长这样表述孩子说话不清的问题呢？

家长关注卷舌音的原因

首先，很多孩子确实不能够将两者分开，出现混用，而且混用持续时间比较长；其次，这种混用常常发生在幼儿园大班，此时，很多幼儿园已经开始学习拼音，二者不分的问题变得更加明显；最后，孩子可能是存在其他的构音问题，而家长误以为是二者混淆。

语音发展

这两组不同位置的音的互相替代问题属于语言发展中的常见问题。"zh，ch，sh"是几乎到6岁才能发展出来并且稳定的音，因此在此之前，孩子都有可能将zh，ch，sh发不清楚，或是使用语音特征类似的音去替代（比如：z，c，s）。语言发展可以自己改善和稳定，很多孩子在语言发展过程中都可能经历这一过程，所以zh，ch，sh和z、c、s互相替代的问题发生率较高，持续的时间也比较长。

地方方言特点

在我国南方的不少地区，受地方方言的影响，存在"zh，ch，sh"和"z，c，s"不分的现象。因此在该区域生活的孩子，自语音的学习期开始，就不存在"zh，ch，sh"和"z，c，s"的区别，即二者的区别并没有进入孩子的语音系统中，生活中沟通不受影响，但是到了学习汉语拼音时，这个问题就带来了困扰。

家长的判听不具有专业性

因为家长通常能够理解孩子的语言，所以用对孩子语音的理解代替了对孩子语音清晰的判听，并贴了一个"合理的标签"。这个标签是来自于家长生活中的"常识"（常常为家长间的口传经验）。无论孩子发音错误是哪种类型，家长常常将孩子的说话不清楚定义为"平舌音和卷舌音不分"。

如何处理卷舌音和平舌音不分的问题？

孩子的年龄是处理该问题的关键。如果孩子小于5岁，这些问题就不必担心。

幼儿语音系统发展至成熟的自然过程，我们专业上称为音韵历程，家长可以理解为语音发育。正因为语音的发展呈现规律性，时间上有先有后，幼儿对还未发展出的语音的简化和替代也呈现规律性。很多语言病理学家的研究也已经证实了这些过程是存在的，而且一些特定的语音错误会高频率地出现在特定的年龄中。

从语音发展的角度分析，这两组音的成熟时间（能够熟练使用）都在5~7岁；从音韵历程的消退时间上看，台湾的研究显示6岁仍然存在不卷舌化。笔者对当地城市幼儿园（4~6岁）按照10%习得标准对构音现状进行了调研。结果显示，在不卷舌化中（zh、ch、sh用z、c、s替代），以zh被z替代为多，且男生的发生率高于女生。如果孩子，特别是男孩子在5~6岁时，若仍然存在zh音和z音不分，家长不必担心。

若孩子生活在南方城市，不必过度严格要求6岁左右的孩子（年龄更小的就不必说了）一定将二者分清楚。因为发音的目的最终为了沟通，只要沟通无障碍，当下的生活环境可以接纳，家长亦应持接纳态度．

最后，当陌生人对孩子的发音表示难以听懂时，一定要及时求助专业言语语言治疗师进行评估。因为若只存在二者的混用问题是不会带来明显的沟通障碍。

汉语拼音字母表说起——如何学会卷舌音？

前提：教授基础

家长自己能够将"zh、ch、sh"（卷舌音，舌尖后音）和"z、c、s"（平舌音，舌尖前音）清晰分开，并发音准确。如果家长亦存在不能区分二者的问题，可能需要求助语言治疗师了。

辨析：加强意识，耳朵训练

第一步：让孩子区分示范者（家长）发音的不同：通常先发音一个平舌音，再发音一个同样韵母组合的卷舌音；比如十（shí）与四（sì），蛇（shé）和色（sè），可同时书写数字或者使用图片，以配合区分。

经验：绝大多数孩子能够快速辨别二者的不同。

第二步：使用卡片，能够认识汉语拼音的孩子可以直接使用拼音字母，家长指着卡片或是拼音，让孩子命名，要求孩子注意聆听自己的发音，并做出判断。

经验：经过几个回合，孩子能够区分自己的发音是否正确。一般情况下，当你强调让孩子注意聆听时，他就已经能够辨别了！

构建：通过不同方法，诱发目标音

方法一：解释说明，利用区别特征。利用面部侧位简图（动态侧位简图会更加直观形象）说明二者发音时舌头的位置不同，同时可以用手指模仿不同的舌位，并可做动态演示，以增加孩子的理解。

经验：面部侧位动态简图，国外有专门的 APP 可以下载，因为是英语语系需要做转换，建议语言治疗师使用。

方法二：隐喻模仿，将语言变成语音。示范"s-s-s-s"，并把它比作小蛇在草丛中走路的声音。示范"sh-sh-sh-sh"，并把它比作一条粗蛇在草丛中走路的声音；如果孩子可以顺利模仿出来，待下次发音时，我们便可以使用新的名称，如"小蛇的声音"和"粗蛇的声音"。

经验：至于比作什么都可以，治疗师和家长可以发挥想象，原则是像声和易于理解。

方法三：逐步接近，从无到有。利用孩子已有的声音，逐步诱发出目标音。如有的孩子只能发出卷舌音中的"shi"，以此为起点来帮助孩子过渡到其他的语音情景（不同的韵母组合）。

经验：此方法的重点是：要求孩子在发完"shi"音后，保持舌头不动，并通过听觉提示要求孩子发出"she，sha"等（先从单韵母开始）。

稳定：不同水平，类化目标音

当孩子有能力发出卷舌音时，也许是在有提示（视觉、触觉，听觉等）的情况下发出的，这时候就需要逐步去除提示，并在不同的情景（不同的韵母组合、不同的词语、不同的句子、自然对话）中练习。

经验：用哪些材料给孩子练习呢？这是很多家长困惑的问题，其实，生活就是最好的材料。一方面，生活情景、家人间的游戏、一起阅读不同的绘本，总会遇得到需要纠正的声音（目标音），那个时候就是和孩子一起练习的时候了。另一方面，家长故意制造一些练习机会给孩子，比如要求孩子回答问题用"是的"代替"好的"。这可能对家长的要求稍微有些高（需要对目标音很有意识），但是练习效果会更好！

从汉语拼音字母表说起舌根音
——总是叫不清的"哥哥"

"哥哥"和"的的"一定是很多家长不陌生的一对组合。孩子可能在某个阶段，会把"哥哥"叫成"的的"，把"小狗"说成"小斗"，把"一个"数成"一的"……

不夸张地说在这几年的语言门诊中，"g、k"和"d、t"混淆的治疗从来没有离开过我们的治疗课堂。因此，我们还是从汉语拼音字母表开始，来说说"g、k"的事情！

从汉语拼音字母表了解舌根音

"g、k"和"d、t"混淆的问题是发音位置的问题！

汉语拼音字母表的编排遵循了汉语语音学中音位的位置特点，将在同样发位

置的拼音放在了一起。按照发音位置特点摘录的汉语拼音

b、p、m、f——构音位置在唇部

d、t、n、l——构音位置在舌尖部

g、k、h——构音位置在舌根

j、q、x——构音位置在舌面

z、c、s——构音位置在舌尖前部

zh、ch、sh、r——构音位置在舌尖后部

我们会看到g、k、h的构音位置在舌根。

值得一提的是，我们会发现其实汉语拼音的字母按其位置特点可以简单地分为两大类，一类为"靠舌前部的声音"，一类为"靠舌后部的声音，即舌根音"。

现　象

1. 舌根音（/g/、/k/）会经常被舌尖音（/d/、/t/）替代，且发生率较高。此类问题专业上称为"前置化构音"，但是前置化构音不止（/g/、/k/）被（/d/、/t/）替代。

2. 此类前置化构音听觉易于辨识（比较于其他的音，其位置特征更明显）。家长也常能准确判听，这是家长为数不多的能够辩听准确的构音错误。

原　因

语音发展

这两组不同位置的音的互相替代问题属于语言发展中的常见问题。从语音发展上来讲，"前面位置"（舌前部）的声音的发育要早于"后面位置"（舌后部）的声音，因此按照自然音韵理论，当舌根音还没有发育好时，幼儿会简化成人已有的构音规则，使用"舌尖音"替代"舌根音"出现前置化的音韵历程（发音错误过程），出现把"哥哥"说成"的的"的问题。

但是这样的过程到了一定的年龄（舌根音发育好之后）就会被抑制（停止），幼儿就能发出正确的舌根音。这也是为什么我们在临床上观察到的"前置化"构音比"后置化"（舌尖音被舌根音替代）构音更常见的原因！

如果这个过程到4岁左右还未结束，就要考虑出现了构音障碍，需要求助于语言治疗师了，如果没有及时治疗，可能这一问题会一直存在直到成年。临床中，

也可以看到不少青少年甚至成人因此问题就诊语言门诊。

家长可以尝试的治疗策略

理解了"/g/、/k/"的语音特点，其治疗的方法就不难理解了。推荐两种家长可以诱发正确发音的治疗方法。

1. 隐喻法　利用具体、清楚且孩子容易理解的描述方式去说明要学习的声音。

"/g/，/k/"可以使用隐喻要求孩子"发出恐龙的声音"或是"咳嗽的声音"。目的是让孩子可以从具体的描述中理解抽象的语音概念，由此可能诱发出舌根音的动作。

2. 位置特征说明的方法　利用一张面部侧位简图，向孩子说明二者（舌根音和舌尖音）的差别，并要求孩子在张口嘴巴，保持舌前部不动，即不允许发出舌尖音的情况下发音。若孩子不能控制，家长可以辅助使用勺子帮忙控制舌前部。

第八部分

语言治疗故事

我的圣诞礼物——一封腭裂患儿妈妈的来信

2016年12月24日,我收到了语言治疗小朋友妈妈的"圣诞礼物",这份礼物是一封信。1000多字的信件浓缩了一个唇腭裂家庭几年的求医经历。在孩子6岁时,语言治疗顺利结束,孩子回归同龄生活。这期间的艰辛和漫长,我们是无法感同身受的。

家长在字里行间,没有抱怨和伤感;有的是平实的记录,有的是活在当下的勇气和坚韧,有的是对他人的信任和祝福……我很感恩这些文字,它是我与家长们共同携手帮助孩子成长的见证,是一个唇腭裂治疗团队相互协作努力工作的最大意义所在。

这份礼物不应是我一个人的,应该是这个可爱小男孩的,是这位坚韧并乐观的母亲的,是我们团队每一个人的,是每一个有相同命运的唇腭裂家庭的……

阳光下你的笑容最美——儿子的语言治疗记录

生活的琐碎让我们很难能静下心来思考,但此刻我却迫切地想一吐为快,只因心中那份感动、那份感恩、那份爱,以及更多孩子的光明的未来。

第八部分
语言治疗故事

  我的儿子是腭裂患儿，今年6岁，现在他已经与正常的孩子没有什么差别，他发音清晰并且能够很好地表达。这一路走来，有点长，但有今天的结果，我很欣慰，我也想用文字记录下来与大家分享，希望能够帮助更多的孩子。

  至今仍清晰地记得儿子刚出生时，家人小心翼翼地告诉我儿子是腭裂，并且轻描淡写地说做了手术就好了，对此我也比较懵懂，一直认为做了手术就好了。

  儿子在1周岁和4周岁在北京做了两次修复手术，可是直到第二次修复手术后，发音还是不清楚，外人基本不能知道他在说什么，发音时很多声母都发不出来，后来医生告诉我们可以去西安交大口腔医院找马医生进行语言评估和治疗。

  于是，2015年6月我们慕名带孩子来到西安。经过马医生详细专业地评估，发现腭咽闭合还是不好。于是做了鼻咽镜，更加清楚地看到腭咽闭合不全，达不到语言训练的条件，需要再做手术。马医生带我们找到任主任，确定了做第三次修复手术的治疗方案。

  2015年11月，我们带儿子在西安交大口腔医院做了第三次修复手术，手术由任主任完成。2016年3月进行术后复查语音评估。这次手术做得非常成功，闭合达到可做语言训练的状态，儿子说话清楚的日子就在眼前了。

  2016年5月份我带儿子来到西安，开始了语言训练的课程。由于我们家在河北，离西安很远，为了孩子能更好地训练，我辞掉工作，租住在西安。

  当来到这个陌生的城市，我的内心却充满了不安，但在儿子面前，我要坚强勇敢，因为我就是他的一切。记得有一次，我们步行去一个公园，大约二十分钟的路程，回来的时候，儿子累了，我就一路背他回来。这仅仅是很多生活片段的剪影，我想儿子的内心从不缺乏安全感。不管身在何地，我都会让他感受到爱的温暖，虽然发音不清，他也能与邻居的孩子成为朋友。有一次当着邻居的孩子面他问我为什么他说不清楚别的小朋友能说清楚。我告诉他，是因为他小的时候我没时间教他，所以现在学习也不晚，他相信了。所以，他从来不会觉得自己有什么不同，也许他觉得只要自己努力就会和别的小朋友一样。很多个晚上关灯睡觉的时候我都能听到儿子在偷偷地练习，他自己的执着也深深打动着我，我们在远离家的日子里互相影响着，一步一个脚印地前行。

  当时我对于语言训练是没有什么概念的，后来通过一次一次地课程，我慢慢理解和认识到语言治疗是一个过程，家长尤其不能着急。马医生的爱心、耐心、精心及专业的态度深深地打动了我，给予了我无限的信心。在不上课的日子里，我会根据医生的要求，认真的完成每天的家庭作业。

感触颇深的有几点：①马医生要求在平常生活沟通中要对孩子的语言进行回馈，就是在孩子发音问题上要像治疗师一样给予及时的回馈。只要认真听了治疗课，这并不难学。在家里练习的时候，通过我的回馈，我发现儿子进步很快。②创造一个愉快的环境，不能急于求成。我们要有足够的耐心，孩子的情绪也会受到我们情绪的影响，所以要寓教于乐。就像马医生给孩子上课一样，马医生很重视孩子的心情和状态，我就尽量也创造快乐的氛围，这样儿子也愿意学习。③家庭生活和游戏里穿插语言训练，马医生给我们示教如何在看画书和做游戏时加入语言治疗的内容，我就回家后跟儿子互动做游戏，然后把语言训练穿插其中，孩子比较乐于参与，练习的效果也明显。

2016年11月份，我们毕业了。

当离开西安这座城市的时候，我有诸多的不舍和留恋，遇到任主任和马医生是我们的幸运，他们用爱心和专业创造了一个又一个奇迹。看看走过的路，感慨颇多，可人生没有如果，我们唯有感恩。

希望我们的经历能鼓舞更多的父母，就像马医生在听语亭中的引用的那句话"每个生命都拥有在乌云背后找到灿烂千阳的力量"。

教科书中说：语言治疗师必须认清的是，语言康复或其他任何形式的康复目标，便是让康复及治疗师本身都成为过去式。

我想，世上大概没有哪种关系像医患关系、像语言治疗师与小朋友的关系，相见就是为了分离。

多年后，无论遗忘还是记住，都已不重要，重要的是他们的妈妈曾告诉我们"孩子在阳光下的笑容有多美"！

家长的信任和坚持是成功的第一步

第一次对浩浩（化名）小朋友有印象，是2010年5月底，那是我刚从台

第八部分
语言治疗故事

湾学习回来，组织了大量的腭裂术后患者复诊。语音评估时，他的语言理解度很差，绝大部分的声音都是鼻音化替代，腭咽闭合功能也不好。之所以有印象是因为和他同一个村、同一时间做手术的孩子说话已经很清楚了，而他却似乎没有什么改善。他忧郁的眼神让人心疼。当时我就告诉他的家长，孩子需要再做一次手术并且术后需要语音训练才可以说话清楚。虽然看到了家长困惑的表情，但是她的妈妈只说了一句"只要对娃好，医生说怎么办就怎么办"。我很理解家长的困惑，因为同时做手术的孩子都已经好了，为什么自己的孩子还好不了，但是孩子他妈并没有纠缠这件事情，只表示会配合医生的安排。

2010年7月1日，浩浩小朋友再次入院，术前的鼻咽纤维镜的检查对于一个4岁多的孩子并不是一件易事，为了让孩子配合，家长留在了检查室的外面，我自己抱着孩子并且一直鼓励着他直到检查结束。整个检查过程他都含着眼泪，我也看到了他的妈妈在外面抹着眼泪，此刻，我感到自己的责任更重了。

2011年3月4日术后复诊，经评估他的腭咽功能已经可以进行语言治疗。3月9号语言治疗开始。他的家在陕西省一个交通不是十分便利村庄，在接下来的15次语言治疗时间里，她的妈妈需要每个周二凌晨3点赶车，这样才能赶上，8点20开始的语言治疗，而且当天就可以回家。刚开始治疗时，出了发音的问题，小朋友的听觉注意力、视觉注意力都不是很好，这些都是需要训练的部分。其实我的心里一直会担心这种看似边学边玩的治疗方式，家长特别是农村的家长是否会接受。熬夜辛苦地带孩子过来，难道就是和老师边做游戏边说不到1小时的话吗？每次治疗结束我也都会详细给家长解释我们所做的目的以及孩子的进步的地方。就这样浩浩经历了15次的语言治疗，之前存在的塞音化、鼻音化、舌面音替代、声随韵母省略等问题全部得到了纠正，并且能够运用到自然对话当中。

浩浩的家庭经济状况并不好，家中还有一个读高中的姐姐，家里的主要经济来源是爸爸在外打工，每次往返西安的路费也是一个不小的开支。做治疗邻近结束时，浩浩的妈妈告诉我在刚刚开始治疗时，村里的人说，"你每星期带娃到城里去一趟，这娃说话就能变好吗？"村里人的闲话常常会给并没有什么文化知识的家长带来很大的压力。但是孩子妈妈说："我还是相信你们，所以就坚持下来了！"实际的结果是浩浩确实改变了，这个结果不但孩子的父母看到了，连村里人也看到了。

唇腭裂的患者群体，常常有很多经济条件不好，而很多人的观念也常常是需要改变的，但是新的观念的培养并不是一朝一夕之事。对于唇腭裂序列治疗的医生来说，治疗效果可能是改变观念最有效的办法。在这之前，患者以及家属的信任和坚持就是保证治疗效果十分重要的因素，而这样的信任对于语言治疗来说就更显得重要和弥足珍贵。

很感谢这样的朴实的家长，有了你们成长的不仅仅是孩子还有我们！

和我们一起走过的岁月

当告诉孩子的父母孩子可以接受语言治疗时，他们非常高兴。因为4年多来，他们一直在等待这一天，对唇腭裂序列治疗的熟悉，使他们确认这项治疗的开始意味着序列治疗阶段性结束的到来，也即将完成从一个双侧唇腭裂孩子到健康快乐小朋友的蜕变。

其实，我们何尝不是在等待这一天的到来。与其说等待这一天的到来，不如说是等待我们共同的成长，等待我们共同努力的结果！

元元对于我们唇腭裂团队来说是一个有纪念意义的小朋友。2010年6月我们唇腭裂团队的正畸医生、语音治疗师、专科护理师从台湾长庚纪念医院颅颜中心学成回来，全面开展唇腭裂序列治疗工作。孩子父亲恰巧来我院咨询。元元小朋友是严格按照序列治疗程序从出生起就开始接受治疗的第一个唇腭裂孩子。

在语言治疗开始之前，父母和他已经往返于医院26次，现在的元元活泼、快乐，外形自然，在幼儿园里能良好融入，没有沟通问题，只是存在个别的咬字不清。孩子每次就诊没有对医院的恐惧，乐于配合，反应灵敏。虽然他的唇部依然可见隐约的瘢痕，但是我们在他脸上看到的是这个年龄段孩子应有的顽皮，眼睛里是对这个世界满满的好奇。

这样的一个局面是每一个参与唇腭裂治疗的人都乐意看到的，而这背后的艰辛可想而知，元元的家位于农村，经济上并不富足，一家四代现在仍然居住在一起。孩子的出生使全家人在满怀期待之后不得不接受这样一个先天畸形的孩子，没有任何的心理准备，喂养困难，需要寻求医疗资源，自责、痛苦、甚至是绝望……这些可能是每一个唇腭裂家庭的必经之路。

幸运的是元元的爸爸在孩子一出生就在从网上积极寻找治疗资源，很快找到了我们。从喂养办法到治疗计划，从唇腭裂的原因到孩子的预后，当把这些信息告诉了孩子爸爸后，困惑和苦闷少了很多，家人表示愿意积极配合各种治疗。就这样，开始了元元的序列治疗之路，他们没有遗漏一次复诊时间，每次都是父母一起带孩子过来，仔细询问注意事项，待下次复诊时，反馈的结果让我们知道家长严格遵循了之前的医嘱。

在一次复诊结束闲聊时，元元的妈妈告诉我，"看着孩子进手术室的时候，心理特别心疼和难过"，说着便流下了眼泪，这也是我在这四年多时间里看到妈妈唯一一次难过的样子。其实，对于任何一个母亲，怎么可能不心疼和难过呢？但是，我看到的是他们全家勇于面对这一切困难，努力应对的行动，在这样的努力下，我们看到了今天的元元。

腭裂术后每半年元元都会来语言治疗室复诊，语言治疗室对他早已是另外"一个有老师的学校"。尽管他是顽皮的孩子，但是每次上课他都很认真，甚至连脑袋受伤缝针也要坚持课程。

中国经济的发展、医疗技术的进步和越来越多基金会的资助为贫困的唇腭裂孩子带来了更多、更优的治疗机会。这些机会提供了贫困唇腭裂父母认识序列治疗的机会，这些机会让他们相信孩子是可以治愈的，这些机会所带来的结果也一定会成为其他唇腭裂孩子和父母面对和治疗唇腭裂时的重要精神支柱。

一位腭裂患者的语言治疗经历

已是2014年的最后一天，用一篇腭裂患者书写的语言治疗经历作为结束，是因为每一年总有成绩亦有遗憾，工作总有快乐亦有辛苦……每当看到患者这些乐观和感恩的词句，作为医生，觉得收到了一年里最有意义的礼物。感谢患者对我们的信任，感谢我的各位老师，因为你们生命才如此有意义。

我是一位90后腭裂患者。今年四月份由语言治疗师马思维老师为我做了很系统的语言训练。

此时训练已经结束了。突然有点儿不习惯不上课的日子了，不能隔三岔五的见马老师了，心里感觉跟少点儿啥似的。我想她……

我特别感谢我的马老师。她是位很有资历，很有能力，很棒的老师。每一次上课，她都很用心在教我怎么样来发音。不厌其烦地纠正着我的不良错误的发音习惯。想尽一切办法让我明白，让我领悟到位。而且是毫无保留的，把自己知道的、懂得的东西，都传授给我。我总感觉，每一次上课，时间都过得好快，一眨眼就过去了，一点儿都不枯燥，还挺有意思的，整节课下来，都特愉快，气氛很好。马老师人挺随和的。她总能让人感觉到温暖。她是一位很优雅很有气场的老师，各种的有范儿。我挺喜欢她的！

刚开始上课上的还没几节课，马老师生病了，喉咙哑了。她还依然坚持给我上课，她说话很费力，很难受，但还很认真地用极小的声音来给我讲解，给我做训练。这些我都有看在眼里。她让我心疼了……马老师真的是位很负责、很有热情、很爱我们这些孩子们、很爱她自己行业的一位好老师！

有一次，下午去上的课，马老师竟然给我拿了瓶水，让我喝。当时把我感动的连谢谢都忘了说。心里特别特别的温暖！

马思维老师和我的手术医生周炼医生都是我一生中的贵人！如果没有他们，就不会有现在的我！

做语音训练时，从我内心来说，确实有点儿艰难的。有的音之前从来没有发出来过，现在要把它给发出来，小难度还是有的。在训练的过程中，有的音我都练习了好几天了，还是发的不理想，我心里就特着急，很烦躁，特想发火，几度处于快崩溃的边缘了。我就对自己说，我可以做到的，我是最棒的，不能着急，慢慢来。我试着转换了下情绪。打会儿游戏，释放释放情绪，转移注意力。游戏打完了，我就又试着练习发音，突然间，就有转机了，竟然发出来了。那种高兴劲儿，那种心情，真的很难用语言来表达。我只想说，在做训练的时候，保持着很好的心态，内心要有坚定的信念，相信自己是可以做到的。一定不可低估信念的力量。信念真的可以战胜一切的！就像我的马老师说的，这样的经历，这段经历一定会成为我的财富的！我相信会的！一定会成为我以后人生之路上的最重要的财富！

从小到现在，可能跟我所处的家庭环境，和我家老爸老妈对我的爱，对我做的各种的正确的引导和教育有关吧。我并没有因为说话跟别的孩子们不一样而产生负面的情绪,孤立封闭自己,感觉全世界都是亏欠你的,不与外界接触,不与人交流。相反,我还是挺自信的,挺开朗乐观的。我的性格也不古怪,很随和,我的朋友也特多,我都和他们相处得很好。我还疯狂地去追星,不远万里,搭飞机去看我偶像的演唱会。做着各种快乐的事情。我过得和正常孩子一样的生活。没有什么不一样的!关键是要放正自己的心态!可能有些腭裂孩子,会感觉自己就像产品中的残次品。我想说:一定一定要迈过自己心里的那道坎儿!正确的认识自身的优缺点,从内心深处接纳自己的不足之处。不要把这个小小的缺陷当成心理的负担和障碍。坦然点儿!每一个人都是不同的个体,都有他们的独特之处的!无论何时何地,何种场合,何种状况,都要让自己自信!自信能让一个人散发出各种耀眼的光芒!所以一定一定要自信哦!!

腭裂孩子的爸妈们也要很坦然的去面对。不用去自责的,出现这种状况不是你们的错。这是万物皆有的这样的一个情况!这是很多的你们无法左右的因素决定的。我跟我家老爸聊天时我就有说过,出现这种情况,也许就是个天意。无论怎样,我的出生就是上天给的最好、最真诚的礼物。咱们还是要满怀着感恩的心态的。不是你们的错的!我也从来没有埋怨过!更无从谈起恨!作为父母更要坚强乐观,摆正好心态,要正确的来引导孩子。父母的心态真的很重要,会直接影响到孩子的心理变化的。

希望社会各界人士都不要用很特殊的方式来对待这些孩子们,不要去歧视,不要去嘲笑。和对待正常的孩子一样就好!互相尊重!

人与人之间都是相互的,你怎样对待别人,别人也会怎样来对待你的!

我一直都是满怀着感恩的心态的。还是想说谢谢!

谢谢让我遇到马思维老师和周炼医生!今生与您相遇,是最美丽最美丽的重逢!是您让我发生了如此之大的改变!谢谢!这种感激之情,用语言表达显得好苍白。都在我的心里!谢谢!再谢谢!

在以后的人生之路,我要开家温暖的店,遇见温暖的人!我要温暖着出现在我身边的每一个人!感恩所有……感恩着……

故事转自患者"好大夫网站"的留言

推 荐 阅 读

1. Rebekah H Pindzola, Laura W Plexico, William O Haynes. Diagnosis and Evaluation in Speech Pathology, 2015

2. Sharynne McLeod, Elise Baker. Children's Speech: An Evidence-Based Approach to Assessment and Intervention, 2016

3. Deena K Bernstein, Ellenmorris Tiegerman-Farber. Language and Communication Disorders in Children, 2008

4. McCauley, Rebecca J, Fey, et al. Treatment of Language Disorders in Children, 2006

5. Elaine Weitzman, Pat Cupples. It Takes Two to Talk: A Practical Guide For Parents of Children With Language Delays, 2017

6. Paul, Rhea, Norbury, et al. Language Disorders from Infancy through Adolescence: Listening, Speaking, Reading, Writing, and Communicating, 2011

7. Berkowitz, Samuel, Samuel Berkowitz. Cleft Lip and Palate: Diagnosis and Management, 2013